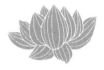

家庭抗外感指南

不易感 不侵邪
不招毒

罗大伦

知名中医专家　中医诊断学博士　　著
中央电视台《百家讲坛》特邀嘉宾
北京电视台《养生堂》栏目前主编

江西科学技术出版社

2020·南昌

纵有外邪当前，家有良方护身

抗击外感病是中医发展的一个重要内容，自古以来，我们的祖先就始终和外感病进行着斗争。中医的外感病奠基性著作——《伤寒杂病论》，就诞生于这个过程中。

医圣张仲景在《伤寒杂病论》自序中写道，不到十年，自己两百多人的家族中，有三分之二的人去世了，其中，因为伤寒（也就是瘟疫）而亡的，十人中就有七人——"余宗族素多，向余二百，建安纪年以来，犹未十稔，其死亡者，三分有二，伤寒十居其七"。

他痛定思痛，遂发心思考生命与疾病到底是怎么斗争的，最终写出影响至今的伟大医学著作——《伤寒杂病论》，这是史上关于中医外感病的奠基之作。

从那以后，中医在《伤寒杂病论》的指导下，经过不断的发展，一直在伤寒疾病的治疗方面探索、发展，并取得了极高的成就，之后又出现了温病学派，等等。

今天，我们普通人也不要辜负医圣的济世救人苦心，要学习这些知识，并能学而致用，那么，大到预防疫情，小到调治平时生活中的每次感冒、咳嗽……您都可以不恐惧、不迷茫，有智慧、有方法从容应对。

其实，中医有很多和外感病做斗争的智慧，可以应用到每一个普通老百姓的生活中去。您想，如果大家生病了，比如很多人突然患了外感病，那现有的医疗资源是无法承受的。

所以，如何让大家在生病的最初阶段、在病邪最容易被消灭的阶段做好自我调理，这一点尤为重要。

正是基于这种初衷，我写出了这本书。

书中，我收集了很多中医治疗外感病的方子，都是经典名方，并且详细分析了这些名方的医理和效用，让大家了解该如何防治外感病。希望大家学习以后可以保护自己、保护家人，尽量把疾病扑灭在萌芽阶段，减轻整个社会和医疗系统的负担，同时我们自己也能降低进入重病阶段的可能性。

健康，是这个世界上最重要的事。事实上，每一次外感流行病暂时过去以后，大家都有一个深刻的反思，那就是什么都没有健康重要，健康永远是第一位的。所以，我希望您有机会就学一点儿中医智慧，学一点儿中医防治疾病的知识，这对保护我们自己、保护我们的家人至为重要。希望每一位朋友都能成为保护自己和家人健康的卫士。

罗大伦

2020 年 2 月 24 日清晨于沈阳

目录

正气足，不易感篇

第 1 章　提升正气，就不容易患外感

多数人易患外感是因为正气不足，保护脾胃就是保护正气。"脾土生肺金"，脾胃强壮，肺才能强壮。

第 2 章　什么是外邪

一般来说，古人把自然界的风、寒、暑、湿、燥、火（热），也就是六淫，当作外邪，其实六淫是致病的一种条件。外界的邪气来了，就像有敌人来攻打您一样。敌人是同一批敌人，可是您防御的状态完全不同，结果能一样吗？

第3章　什么是戾气

天地之间别有一种戾气，这种戾气侵害人体特别凶猛。但戾气跟六淫不能完全画等号，戾气传染性特别强，跟致病环境有很大关系，历朝历代出现的症状相似、发病急骤、传染性高、致死率高的病，就是戾气导致的。

抗外感篇

第1章　外感不同阶段，
　　　调治方法也要不一样

古人认为，任何引起我们经络运行障碍的因素，都会导致我们体表的防御系统不足，引起外邪入侵。流感多发季节的问题，主要是寒邪，或者夹杂湿邪。而寒邪入侵身体，会分成几个阶段。

第2章　代代相传的抗外感名方

钟南山院士指出，从 SARS 到 H7N9，这十几年来，从中医药的治疗效果中得到很多启发。中药跟西药的抗病毒概念不一样，中药还有一个全身性调节的作用，这是中药的特色和长处。

第3章 咳嗽的不同阶段，
要用不同的方法调治

> 您一定要知道，外感的咳嗽只是外感引起的一个症状而已，和打喷嚏、流鼻涕等，都是一个级别的。针对外感引起的咳嗽，一定要着力于清除外邪，这是主要的工作。

第4章　外感带来的其他症状用什么名方调理

呼吸道感染或痰多，可用复方鲜竹沥口服液；一感冒就直接喉咙痛，喝三豆乌梅白糖汤；冬季外感喉咙痛，试试中医喉科大师的丹栀射郁汤。

正气足，不易感篇

第1章

提升正气，
就不容易患外感

多数人易患外感是因为正气不足，保护脾胃就是保护
正气。"脾土生肺金"，脾胃强壮，肺才能强壮。

第 1 章 提升正气，就不容易患外感

多数人易患外感是因为正气不足，保护脾胃就是保护正气。

"脾土生肺金"，脾胃强壮，肺才能强壮。

下面，我先总结一些保护脾胃的方法：

1. 饮食要有节律，忌肥甘厚味、暴饮暴食。

2. 保护阳气，忌吃寒凉生冷的食物（包括性质寒凉的药物）。

3. 不懂药性不要随便吃药，比如板蓝根是寒凉药物，必须对症才能使用，没事是不能用来预防感冒的！

4. 可以适当增加服用补脾的药食同源的食物，比如五谷杂粮、莲子、怀山药、芡实、薏苡仁等。

5. 可以调理经络，比如用艾灸的方法增强身体阳气。

6. 可以使用芳香祛秽的中药材熏蒸房间，以避开邪气，起到祛除污浊秽气、祛湿醒脾、振奋脾胃功能的作用。

芳香祛秽的药物有青蒿、荆芥、藿香、佩兰、白芷、独活、草豆蔻、肉豆蔻等，可以各买十克（买几种就可以），煮水熏蒸房间。

1. 为什么要提升自己的正气呢

首先，我来讲讲为什么要提升身体的正气。

什么是正气？中医的观点是这样的——六淫（通常说的外邪）是不断变化的，风、寒、暑、湿、燥、火（热）来回变化。但是我们最看重的是什么呢？是人体的正气。

正气足了，无论外邪怎么变化，它都几乎影响不到您。如果影响了，造成的危害也会很小，因为您身体正气足，可以自己去调整。所以这个正气特别关键。

2. 脾胃功能强，肺、呼吸系统才能真正强壮

中医认为，脾胃属土，肺属金，五行里面是土生金。什么意思？脾胃功能强壮以后，您的肺、呼吸系统才能真正强壮。因为肺所需要的能量、呼吸系统所需要的能量，来自脾胃吸收的营养物质，所以脾胃强壮与否与是否易惹外感有很大关系。

现在，多数人的外感，是由于正气不足和肺气不固。

肺每天都要呼吸，它是人体接触外界的第一个屏障。如果它的功能弱的话，外邪很容易入侵。

肺气为什么不固呢？是因为脾胃之气虚弱，所以脾胃在抵抗外邪的整个过程中，会起到非常重要的作用。尤其是孩子，在这方面是特别明显的。所以在这种外感病流行的时候，人体正气足不足是最重要的。

怎么保护正气呢？

第一，我们要把脾胃调理好，饮食要有节律。

第二，别吃对脾胃有伤害的东西。

比如我所看到的今年的外感患者受寒的居多，用温阳的方法调理好的居多。说明什么呢？说明人在冬天阳气容易受伤。

东北冬天冷，那是外边冷，屋子里边都有暖气的，所以东北的冬天并不是特别冷。

而华中一带没有暖气，所以冬天会阴冷，加上湿气重，因此寒湿就特别重。

在这种情况下，您如果再吃寒凉伤了脾胃，就容易导致人体阳气下降。这个时候，但凡有外邪来了，就容易入侵。

请大家记住，不要吃生冷的东西。比如冰啤酒、冰西瓜等都不要吃，这种吃法都是伤害自己的行为。

有人说，吃板蓝根能预防流感，那我抢购板蓝根去。我觉得，这完全是不懂中医养生的缘故。为什么呢？板蓝根是寒凉的、解毒的，是清热解毒之药。身体本来没什么事儿，您非要吃药性寒凉的药物下去。那会怎么样呢？您不但没解这个毒，反而会让自己阳气下降，外邪反而更容易入侵。

外感病流行时期，与其说吃板蓝根，您都不如喝点儿姜汤，保持身体的温暖。为什么？外感病这种东西，多数跟寒凉有关。比如这次武汉的肺炎，源头是在一个海鲜城，虽然它的病原体很有可能是从野生动物身上来的。但海鲜城的整体环境是阴寒的，地上都是水，整体很冷、很阴、很湿，在这种环境下，病毒很容易繁殖传染。

当然，脾胃受到寒凉侵袭后，最终用什么方法去调整，还要看您体质。比如您平时就阴虚有内热，这个时候燥热得不得了，您也别喝姜汤。中医讲究以平为期——有燥热的，慢慢让它趋于平衡，凉下来；平时怕冷的，就尽量让阳气旺一点儿。但是无论如何，一定别让寒凉的食物伤到脾胃。

有些人说，自己阴虚有内热，得喝点儿冰的才舒服，实际上，冰的东西是温度低，并不能滋阴。所以喝下去暂时舒服，最终还是伤脾胃。

3. 如何增强脾胃的功能

怎么才能适当补脾呢？可以选用中医里的药食同源之物。比如怀山药、莲子、薏苡仁、芡实，还有各种豆类，比如白扁豆、黄豆、绿豆等，以及五谷杂粮。做饭的时候，可以稍微放一点儿这些东西。适当比平时增加一点儿这个对调整脾胃是有好处的。

外感病流行时期，除了靠饮食提升正气以外，我们还可以疏通经络，以增强脾胃功能。比如用艾灸来灸足三里，可以增强脾胃功能，还可以灸后脖子的风池穴、大椎穴等，提升阳气。再者，可以用有芳香之味的药材来避开外邪，这叫芳香祛秽，有芳香之味的药材，能祛污浊秽气。

所以古人在外感病流行时期，会煮一些芳香的药材，让水蒸气蒸这个屋子，或者把药材点着了，让烟熏这个屋子。

药材的芳香之气，除了祛除污邪之外，还有振奋脾胃功能的作用。一般中医调理脾胃的时候，如果脾胃湿气很重，怎么办呢？我们会加一点儿芳香类的中药来醒脾——把脾胃给醒过来，这也是增强脾胃功能的一个方法。

那么大家会问了，什么东西有这个芳香之气呢？青蒿、荆芥、藿香、佩兰、白芷、独活、草豆蔻、肉豆蔻等，有很多这样的药材，闻起来，香气有点儿怪怪的。

在治疗湿气重的外感病时，有一个名方叫三仁汤，里面有杏仁、白蔻仁，芳香祛湿邪。所以大家可以买点儿这样的药，您各买十克，放到锅里煮一下，一煮就会发现，香味满屋都是。

用芳香的药材熏蒸特别有好处。

第一，可以祛除外邪。第二，可以振奋脾胃之气，醒脾，让人的正气获得提升。

有的朋友喜欢把这些芳香之药做成香一样的东西，点着了熏，也是可以的。但是我觉得点着了熏还是有烟，还是呛的，不如煮，煮时的蒸汽里带着这个药气，而且，在屋里面熏蒸更好。家里有暖气或者地暖的，可以用毛巾蘸着药汁，铺在地上或暖气上。

以上这些方法，我们都可以操作，做了就比没做强，这也是一种防护。

4. 补好正气，防治"假性感冒"

✚ "假性感冒"的人有什么症状

什么是"假性感冒"？有的人寒风一吹就感冒了，这是真的感冒，有流鼻涕、咽喉肿痛、身体怕冷等症状。

还有这样的情况，有的人总觉得自己感冒了——总有点儿怕冷的感觉，感觉风一吹皮肤冷飕飕的，然后还有点儿发热，有时候甚至真的发烧，可又没有咽喉肿痛，也没有进一步发展成肺炎，没有越来越重，总像有点儿感冒，又总没好，也没往更严重发展。

像这样的人，怎么吃治疗感冒的药都不好。我见过这样的人最长有患病一年的，就是不断地觉得自己感冒，没事就吃点儿感冒药，出出汗，要么吃点儿清热解毒的药，还能觉得有点儿效果，但是不行，转眼又进入这个状态了——总带点儿轻微的感冒症状。

有的人甚至真的发烧，我见过这样发烧半年的，体温确实高，浑身也怕冷，可是清热解毒不起作用，疏风散寒也没效果。

那么这样的人到底需要怎么治疗呢？

✚ 补中益气丸——名医李东垣的方子

我首先要介绍一个药，叫补中益气丸。

补中益气丸，过去叫补中益气汤，是金元时期李东垣的方子。

李东垣是河北人，小时候家里特别富有，是一名品行高洁的学子。但是后来家里发生了一件大事，改变了他的生活——他母亲病了。他家当时是河北首富，请了无数名医来，都没治好，结果母亲去世了，连病名都没搞清楚。所以李东垣就感觉特别悲愤，遂奋起学医。

他拿了很多钱，到当时易水学派的名医张元素——洁古老人那里学中医。最终，他把洁古老人的医术都学来了，成为金元四大家、四大名医之一。

李东垣生活的年代特别动荡，他生活在金国，被蒙古不断入侵，经过战争以后，民不聊生。尤其是蒙古军团几次围困金国的城市，导致城里没东西吃，人们都饿，最后"人相食"。蒙古兵撤走了以后，城里就突然死掉大量人口。

当时一般人都认为这是流行病所致，现在有很多流行病学家也认为当时爆发了鼠疫，但真实情况可能未必如此。

后来，李东垣赶上了整个金国被灭亡的那次围城，死的人有上百万之多。

很奇怪，为什么人饿肚子没东西吃，一段时间以后，一吃上东西反而死了呢？李东垣就在动荡的社会环境里、在老百姓的痛苦中，不断去琢磨解决方案，最终找出了病因。

李东垣认为他们是脾胃受伤了，脾胃受到重伤以后，脾胃气虚会表现出跟外感病非常类似的症状，他专门写了本书，叫《内外伤辨惑论》，还写了本书叫《脾胃论》。

这个《内外伤辨惑论》，专门就讲脾胃受伤以后，会有很多表现跟外感病很类似。为什么会这样？

李东垣说，在上古时代，人们特别熟悉阴阳变化的道理，所以有了《黄帝内经》。这本书里强调人体以胃气为本，要重视脾胃之气。

如果脾胃强壮的话，可以吸收水谷之气，这股气，李东垣叫清气、荣气、卫气、春升之气，他说"皆胃气之别称也"，都是胃气所生的，是一体的。

所以中医说"胃为水谷之海"，我们现在说脾胃为后天生化之源，只要脾胃强壮、功能正常，饮食入了胃以后，经过脾胃的运化，吸收食物中的营养物质运至全身，我们身体才有力量。

如果饮食失节，饱一顿饥一顿，吃那些乱七八糟的，或者胡吃海塞。再加上"寒温不适"——冷一顿热一顿，有的吃冰凉的食物，有的吃热的、烫的，现在有很多人都是这样，一边吃火锅，一边喝冰啤酒，这就是寒温不适。脾胃经过这么一折腾，就伤了。

同时，情绪失调也会引起脾胃受伤。

"忧思伤脾"，我们现代人每天想着怎么赚钱，肝气不舒，肝木横逆又克脾土，所以脾胃就又受伤了。

这样，脾胃虚弱，元气又被消耗掉以后，就变得如李东垣所说，"脾胃虚衰，元气不足，心火独盛"。

对此，李东垣辨证分析清楚以后，就开了补中益气汤这个方子。方子里，李东垣用黄芪补肺气，这是因为肺气受邪了，所以人会自汗——一动就出汗，这是气虚导致的。

所以李东垣首先重用黄芪来补肺气，肺气补足了，皮肤腠理就能够收紧了，我们的胃气也就足了。

然后他用人参、白术、炙甘草补脾胃中焦。

李东垣说，白术苦甘温，可以除胃中热，利腰脐间血，他特别讲了这个作用。对于炙甘草，李东垣也讲得很有意思，取炙甘草之甘温以泻火热，因为有虚火，要把这火热给泻掉。

实际上我们现在讲脾胃功能一弱，清气不升，浊气不降，整个身体气机升降的功能就运转不起来了，热在上边，寒在下边，所以总感觉上边是虚热的。从这个角度也可以理解李东垣讲的"阴火"的机理。

➕ "假性感冒"的人都是正气虚之人

回到前面我讲的"假性感冒"。结合李东垣的分析可以看出，患"假性感冒"的人都是气虚之人，正气不足，尤其是脾胃气虚。

这样的人一方面会出现身体气机往下坠的感觉——总是气往下坠，没有力气，没有正气。同时会出现类似感冒的情况，总是怕冷，总觉得有点儿感冒的症状。吃感冒药不怎么起作用，而且持续的时间特别长，一般感冒几天就该好了，我告诉您一个人感冒了两个月，您信吗？

李东垣特别强调，这时候要分清楚，千万不要当外感病治，用寒凉的、清热解毒的药，会越来越伤脾胃之气，这症状不会消除的。

有人说，我用发汗的方法，往外散这寒气——本来这人是正气不足，您越给他往外发散，正气越不足，更会伤到正气。

这时候，最重要的是要分清它到底是外感还是内伤，所以李东垣写的书叫《内外伤辨惑论》，就是教大家如何分清外感和内伤。

虽然都出现类似感冒的症状，但根源是截然不同的。因此，对这样的人要采用甘温补气的方法。

李东垣的补中益气汤，我们现在做成了中成药补中益气丸，是专门调理这种疾病的。

"假性感冒"，就是假性的外感，李东垣叫"内伤病"。脾胃之气不足了，也会引起类似感冒的症状，用补中益气丸去调理就可以。

所以，您如果遇到了这样的人，即使真的发烧，也要告诉他坚持吃补中益气丸，别着急。慢慢脾胃之气足了，再合理饮食、作息规律，好好养养自己的身体，这种类似外感的症状就会逐渐消失的。

很多人向我咨询过类似症状，我发现这里真有不少人得的就是这种"假性感冒"，尤其是年老体弱之人、正气不足之人、脾胃虚弱之人。男性、女性都有这种问题。我就让他们了解了解"假性感冒"，用补中益气丸调理一下，效果都是不错的。

第2章

什么是外邪

一般来说，古人把自然界的风、寒、暑、湿、燥、火（热），也就是六淫，当作外邪，其实六淫是致病的一种条件。外界的邪气来了，就像有敌人来攻打您一样。敌人是同一批敌人，可是您防御的状态完全不同，结果能一样吗？

第 2 章　什么是外邪

湿、寒都是外界环境的变化，也是一种致病的条件。我们普通人要注意：

1. 冬天不要搞成夏天，不要大汗淋漓。

2. 躲避寒湿，不吃生冷，养成良好的饮食习惯。

3. 可以用艾灸的方法温阳祛湿，雀啄灸可以使热力更好地渗透，可以隔姜灸神阙穴（肚脐），还可以艾灸关元穴、足三里穴，可以用艾条里的艾绒与肉桂粉末一起贴敷在穴位处，丁桂儿脐贴也可以用。

4. 可以用芳香祛秽与行气理气的中药，为气血通行扫除障碍。

5. 每个人的体质不同，面对外邪的反应也不同。

1. 六淫是一种致病的条件

那么，外感病的性质到底是什么呢？

在传播中医的过程中，经常有人问我："罗博士，我得了感冒，到底是风寒还是风热呢？"我经常给大家解释——多数人得的所谓风寒感冒、风热感冒，其实是感冒的不同发展阶段。

古人经常说到"外邪"两个字，那么，外邪到底是什么？

一般来讲，古人把自然界的风、寒、暑、湿、燥、火（热），也就是六淫，当作外邪。其实六淫是致病的一种条件。

外界的邪气来了，就像有敌人来攻打您一样。这个时候，如果您的"部队"强大，就能跟敌人开战；但如果您的"部队"被打得溃不成军，那么在您"国土"上造成的结果能一样吗？

敌人是同一批敌人，可是您防御的状态完全不同，结果能一样吗？一定不一样——一个激烈战斗，硝烟遍地；另一个闻风而逃，一片狼藉。

我们的身体也一样，平时表现的可能是热或寒的状态，而在外邪侵袭的时候，就会表现出不同的格局。不同状态、不同体质的人，就会进入不同的格局里面去，这是人对外邪的反应。

✚ 六淫致病的条件一：非其时，气候不寒反暖

您看 2019 年武汉冬天的天气，确实属于暖冬，比往年的温度稍微高了一些。本来冬天应该冷，可是却温暖了，这意味着什么呢？意味着好多本来应该被冰冻的东西释放出来了，解冻了。

我的老家在东北山里面，一到秋天，很多昆虫就要往我们家窗户缝里钻。干吗呢？要避冬。它们藏到这个缝里面，等到春天的时候，不再下雪了，它再飞出来。

这种情况也发生在春节前，当时，我开始用空调给屋里加温，结果屋里温暖了，原来躲在屋里的昆虫以为春天来了，开始飞出来。每天晚上我一开灯，都会发现昆虫，像直升机一样，春节前后这段时间，我抓了不下几十只这样的虫子了。

这种情形说明什么？非其时，不是春天，可是气候却温暖了，那么有些东西就被解冻了，就开始蠢蠢欲动了，就给了它们繁殖活跃的机会，这是第一。第二，人体在这个时候有什么改变呢？本来应该冷，我们腠理（皮肤、肌肉的纹理）应该收紧致密，但身体以为春天来了，毛孔开始松懈，张开，从而给了外邪进入身体的机会。这就是外界冬天本来应该冷，却温暖的致病因素。

但不能说，侵入我们身体的就是温邪。这种不寒反暖的气候只是致病条件之一。

✚ 六淫致病的条件二：
天气稍暖，突然又降温下雨，导致阴寒伤人

那么第二致病条件是什么呢？

天气开始稍微温暖了，但是寒流随时过来，寒流一来，又是降温，连续下雨。全小林院士去了武汉后发现，连着十多天下雨，非常阴冷，所以他认为寒湿是致病因素。

当您在冬天感觉不到冷，有点儿像春天来了，就在身体毛孔打开的时候，突然又降温下雨，天气阴冷，这个时候，阴寒之气就侵入到您的身体里了。

湿、寒和温都是外界气候的变化，是外界环境的一种状态，也是致病的一种条件。而古人早就把这些条件当作外邪了，所以说寒邪来了、湿邪来了……

2. 知道了六淫（通常所说的外邪） 致病的条件，我们要如何保护好身体

✚ 不要在冬天把自己身体搞成夏天的格局

知道了六淫（通常所说的外邪）致病的条件后，我们就要尽量保护好自己。比如说冬天应该冷却暖的时候，就不要尽情发泄，不要让自己处于那种大汗淋漓的状态。

就像有朋友和我说发烧了，我问他怎么发烧了呢。他说："昨天晚上锻炼身体，出了很多汗，结果被风吹到了。"您说，大冬天的，他把自己纳入夏天的格局，大汗淋漓，然后寒风一来，他被吹到就发烧了。

所以第一个，大家别在冬天把自己身体搞成夏天的格局。否则一受寒，身体会抵抗不住，会出很多问题。

✚ 饮食上要学会躲避寒湿之物

我们要懂得躲避寒湿。

我觉得这一次外感病的流行给我们的教训是特别深刻的。

为什么？

其实中国古代早就总结出了对付寒湿的方法，比如说四川人吃辣的。武汉人吃什么？也吃辣的。那么，华中一带到了冬天特别阴冷，而阴冷的时候，老百姓吃的往往是辣的东西，所以祛除寒湿、燥湿效果不错。

但是现代人生活习惯、饮食习惯已经改变了，特别是年轻人，喝饮料不喝凉的的人都很少，即使冬天到饭店点饮料，好多人点的都是凉的，点啤酒也一定要来凉的，常温的都不喝。所以现代人整个饮食习惯里面，伤脾胃的机会特别多。

还有现代人吃生冷食物特别多。比如在酒店早晨的自助餐里，吃冰西瓜的还是大有人在。

所以大家要注意饮食，我觉得这次外感病的流行，是对人们的一种规劝，我们很多人的饮食习惯要改变。

✚ 用艾灸来祛除寒湿

除了饮食上要注意，还有什么方法可以帮助我们躲避寒湿呢？

我觉得中医有太多方法可以用了。

比如艾灸，每次外感流行的季节，我都给大家强调艾灸的作用，特别是温阳祛湿的作用。

我们可以用各种方法来灸。比如说您可以切一片姜，放到肚脐上，然后将艾条点着，就灸这片姜，手法是重复远一点儿再近一点儿的动作，这叫雀啄灸。

随着热力缓缓地透入，您会觉得腹部特别暖和。有的人灸完甚至会腹泻。为什么？体内多年的寒湿被激荡起来，就泻出去了。

也可以艾灸关元穴、足三里穴。

还可以把艾条里的艾绒拿出来一点儿，和肉桂粉揉成一团，放到肚脐里面，再拿一个伤风膏给贴上，也有温阳祛湿的作用，一天后，拿下来换掉就可以。

还可以到药店买给孩子用的丁桂儿脐贴，脐贴里面有丁香、肉桂等，也是温阳祛湿的药物。您可以把丁桂儿脐贴贴在肚脐位置，拿艾条在上面再灸一灸，效果更好。

灸的时候，脐贴里面会变软，会贴到肚脐里面去，可以温暖神阙穴，对温阳效果是非常显著的。

✚ 泡脚，让身体气血运行正常

在这个时候，我推荐大家要多泡脚，您可以到药店买点儿干姜，用干姜熬水泡脚，干姜有暖中的作用。

如果受寒了，您切点儿生姜片泡脚也行，生姜片有发汗的作用，寒冷的时候，我们一般不想让身体发汗，所以最好用干姜泡脚。

还可以用十几粒花椒粒煮水，来泡脚，这样可以温暖经络，让身体气血运行增强。

这样做，您的抗病能力就会提升。

当我们气血运行正常的时候，人是不怕外邪的。那么什么时候怕外邪呢？

比如您积食了，吃了太多肥甘厚味的食物，把脾胃功能损伤了，导致气血运行不畅；也可能您受寒了，气血凝滞，流通不畅。在这些情况下，外邪来了您没法抵抗，只能中招。

一个人如果正气存内，则邪不可干，外邪是没法侵袭他的身体的。

所以，在外感病流行时期，您如果能每天晚上坚持泡泡脚，对整个身体气血运行的维护是有特别大的好处的。

第3章

什么是戾气

天地之间别有一种戾气，这种戾气侵害人体特别凶猛。但戾气跟六淫不能完全画等号，戾气传染性特别强，跟致病环境有很大关系，历朝历代出现的症状相似、发病急骤、传染性高、致死率高的病，就是戾气导致的。

第 3 章　什么是戾气

1. 戾气不完全等于六淫

✚ 为什么戾气不完全等于六淫

明朝著名疫病专家吴又可写了一本《温疫论》，他说疫病跟伤寒有点儿不同，疫病来了，传得这么快，也不是风、寒、暑、湿、燥、火（热），不是六淫，而是天地之间别有一种戾气，这种外邪侵害人体特别凶猛。

有人问，吴又可所说的戾气，跟六淫（通常所说的外邪）能完全画等号吗？并不能。

为什么戾气跟六淫不能完全画等号呢？戾气传染性特别强，历朝历代出现的症状相似、发病急骤、传染性高、致死率高的病，就是戾气导致的。比如您跟患者一起坐高铁，在同一个车厢，车厢里温暖如春，他打一个喷嚏，那么您就可能感染上了。

在这种温暖的环境里，他传染给您的，是寒邪吗？虽然患者可能在寒的环境里面得病，但他传染给您的时候，却是在温暖的环境里。所以我们说这个戾气，跟致病环境有很大关系，不能完全跟六淫（通常所说的外邪）画等号。

✚ 戾气是有机之邪，六淫（风、寒、暑、湿、燥、火）是无机之邪

民国时期上海名医祝味菊在《伤寒质难》里说，邪气分有机之邪和无机之邪。有机是活的。包括什么？包括细菌、病毒等，那么结合现代医学，活的细菌、病毒能够繁殖，在您体内能繁殖，还能往里面走。

什么是无机之邪？就是风、寒、暑、湿、燥、火（热）这些古人所谓的外邪（六淫），它们都是致病的条件和因素。

2. 戾气侵入人体后会怎么样

前面我们讲了这次流行的外感病的致病环境——不寒反暖的冬天和不断侵袭的寒流导致的寒湿。那么，这种戾气侵入人体后有什么特点呢？

✚ 出现积粉苔

我看到了武汉一些肺炎患者的舌象，有什么特点呢？基本上都是舌苔厚腻秽浊。我们管它叫什么苔呢？积粉苔，就是说舌苔堆积得像粉一样。

积粉苔多出现于哪呢？多出现于流行的外感病患者身上，是一个特殊的舌象。

积粉苔的出现有三个原因：第一是有湿气；第二是有积食；第三是因为脏腑功能被庚气迅速打垮，功能衰退严重，所以会有污浊秽气聚集。

所以在治疗的时候单单祛湿是不行的，还要芳香祛秽，用芳香的药物祛除体内的秽浊之气。

怎么做呢？不仅仅是祛湿气，还要行气、理气、通气。

《温疫论》里给出的专门治疗瘟疫的达原饮这个方子里为什么要用槟榔？因为它有驱除疫病的作用。还有白芷、独活、羌活、苍术、陈皮等，这些药都具有芳香的气味，可以行气、理气、化湿。

这些患者的舌质分为两类：

一种是朝白的方向发展，舌质越来越白，整个舌质淡白，明显就是阳虚的状态，湿浊汇集，这种类型占了很大比例。

还有一种类型是什么呢？舌质变红。有的舌苔剥落以后，整个舌质是鲜红的。有时看舌头像白的，但舌苔一掉或透过裂纹看里面，舌质也是非常红的。

舌质白和舌质红这两种状态说明什么呢？就是一寒一热。舌质白的是寒，舌质红的是热。

看到这两种情况，有些人就不解：到底是寒湿，还是湿热呢？为什么两种患者都有呢？

我前面讲了，戾气并不能完全跟寒湿、湿热等通常所说的外邪画等号。寒湿、湿热等外邪只是致病的环境，在那几种环境里面，人体会失常，此时外邪特别容易进入体内。

进入体内以后，人体的不同反应会引起不同的情况。比如说这个人本来平时就阳虚，那么刚过去的冬天寒湿又很重，还总是有寒流来，那么他会怎么样呢？他阳气更虚了。这个时候外邪来了，脏腑紊乱以后，迅速向着阳虚的崩溃状态发展，所以整个舌头特别白，苔特别厚，人怕冷，甚至精神有点儿萎靡不振，有点儿昏昏欲睡的感觉，病情甚至会发展到危亡阶段。

✚ 调整病患之后的格局

这个时候怎么办？就看这个人现在处于什么样的格局，处于阳虚、湿气重的格局，就给他温阳、祛湿，再祛除秽浊之气就可以了。

有的人身体正气还行，所以外邪一来，身体会马上抵抗，就会产生一些热症，比如说舌头颜色变红了，开始发高烧等，我们说这是热症，是实热。

　　还有一种人，平时是津液不足、精血亏虚，那么这个时候外邪来了，他身体就会迅速崩溃。崩溃以后进入什么状态呢？进入一种津液不足的状态，燥热，整个舌头都是红的，一点儿舌苔都没有，干渴，这是津液大亏的状态。这也是一种格局。

　　人患病以后的格局是由什么来决定的呢？由身体正气的强弱、原来的体质（气虚、血虚、阴虚、阳虚、痰湿、瘀血、肝气不舒等）、外界环境（风、寒、暑、湿、燥、火）的影响、地域风土的不同、外邪入侵的强弱、戾气等因素综合起来决定的。

　　有人问，那这治病不就复杂了吗？其实不复杂，中医很简单，我们看到身体进入什么格局了，就以简御繁，以您身体现在的格局状态，来调整您的体质，调整您对外界环境的反应，帮助您一点一点地恢复，一个层次一个层次地恢复，这是中医治病的思路。

抗外感篇

第1章

外感不同阶段，
调治方法也要不一样

古人认为，任何引起我们经络运行障碍的因素，都会导致我们体表的防御系统不足，引起外邪入侵。流感多发季节的问题，主要是寒邪，或者夹杂湿邪。而寒邪入侵身体，会分成几个阶段。

第1章 外感不同阶段，调治方法也要不一样

1. 流感和普通感冒一样吗

✚ 流感和普通感冒有什么不同

到底什么是流感呢？流感和普通感冒是一样的吗？

流感，就是流行性感冒的俗称，在中医看来，本质上流感和普通感冒是一样的，都是外邪通过口鼻而入。但具体分析，两者还是有差别的。

普通的感冒，流行性没有那么强；而流感，按照西医的说法，就是那几种特别有传染力的病毒所引起的，不断变异，传染性强、传播速度快。

流感病毒，可分为甲（A）、乙（B）、丙（C）三型。

甲型病毒经常发生抗原变异，传染性强，传播迅速，极易发生大范围流行。甲型 H1N1 就是甲型病毒的一种，具有自限性，一般身体正常的人，过几天会自己恢复。但在婴幼儿、老年人和存在心肺基础性疾病的患者身上，容易并发肺炎等严重并发症而出现危险，甚至死亡。

那么，到底该怎么预防流感，减少发病的机会呢？

首先，要看流感是通过什么传播的。这几种流感病毒，主要通过空气中的飞沫、人与人之间的接触或与被污染物品的接触传播，然后进入人的口鼻，进而导致人发病的。

因此，第一个预防的方法，就是减少病毒在空气中的传播。

我一直主张家里要配备空气净化器。遗憾的是，很多家庭都没有这东西。您可能会说，污染和流感有什么关系呢？其实病毒要在空气里传播，是需要载体的。如果空气中悬浮颗粒比较多，病毒就容易找到载体。也就是说，那些飘浮在空中的污染物颗粒，像一个个小飞船，带着病毒，在房间里到处飞舞，您中招的机会当然就多了。

很多朋友说，我们在房间里面，不出门，应该没事儿吧？不对。我测量过，如果外面有污染，您的窗户闭得再紧，屋子里面的污染也是非常严重的。

第二个预防的方法，就是外出时要戴口罩。

现在有各种防雾霾口罩，都非常好，可以减少污染颗粒的吸入，大家出门一定要想着佩戴口罩。

第三个预防的方法，就是勤洗手。

这是为什么呢？因为人与人的接触会传播流感病毒。我们中国人没有见面亲吻的习惯，所以，这种接触多是手的接触。

那么，为何手的接触会传播流感病毒呢？因为我们的手还会接触口鼻。有的小朋友爱抠鼻子，那就更危险啦。这也是一个传播途径，所以，勤洗手是非常关键的。

除此之外，还有什么要做到的呢？那就是保持房间的湿润。

要知道，此时保持空气的湿润是非常关键的。北方冬天干燥，人的鼻腔黏膜也会干燥，阻挡病毒的能力下降，这样就使得防御系统容易出现漏洞。所以，保持环境的湿润非常重要。

如果有艾叶，也可以点着了熏房间（我们一般用来艾灸的艾炷也是可以的），注意烟不要太浓，否则过犹不及。如果有其他芳香类的中药，比如藿香、佩兰、香薷、白芷等，把这些中药做成香囊放在家里，也是可以的，古人说芳香避秽，可以令污浊之气散去，我们也是可以试试的。那么，如果感染了流感病毒，该怎么办呢？

要记住，流感也是外感，只是特别具有传染性罢了，所以，我们可以按照外感的思路来分析它。

解决打喷嚏、流清鼻涕、浑身发冷、肌肉酸痛等问题的具体方法在本书后面的章节里。

2. 外感风寒第一阶段的应对方法

流感时期中招的人很多，很多地方都是咳嗽声此伏彼起，很多单位都有一大部分的人请假。

您可别小瞧这个感冒，我觉得，一个医学工作者能够把感冒治疗好，就已经很合格了。

那么，感冒到底该如何处理呢？

其实，古人认为，任何引起我们经络运行障碍的因素，都会导致我们体表的防御系统出问题，引起外邪入侵。

而这些因素中，有温度降低引起的经络凝滞（这叫寒邪），温度升高导致津液不足因而经络流通无力（这叫热邪），湿气太重阻碍经络运行（这叫湿邪）。

除此之外，其他的风、暑、燥等，都属于配合的因素，是跟着"起哄"的。

流感多发季节的问题，主要是无机之邪——寒邪，或者夹杂湿邪，创造了致病环境，导致有机之邪——流感病毒入侵体内。为了方便描述，我们简单地称之为寒邪和湿邪。而寒邪入侵身体，会分成几个阶段。

✚ 外感风寒第一阶段的特征：外寒入侵体表

此时，人们会打喷嚏、流清鼻涕（注意，不是黄色的鼻涕）、身上感觉冷、怕风、呛咳。

其实这个阶段一般用不到药物，只用一些简单的方法就可以。但是您要记住，必须抓紧时间，第一时间使用这些方法，错过了第一个阶段，之后就要花很大力气去调理了。

那么，一旦您出现了外邪入侵的症状，要怎么办呢？

您要思考一个问题，为何外界温度降低，您的气血就供应不上了，而有的人则什么问题都没有？

这是因为一旦您自身的正气不足，就很容易受到外界条件变化的影响。此时，一切能让身体温暖、使气血通畅的方法，都是可以使用的。

✚ 应对方法一：喝怀山药水补正气，使身体微微出汗

这个方法是我现在最常使用的——补正气的同时，让身体温暖起来。

首先，刚刚感受风寒的时候，往往会表现出受寒的症状，会打喷嚏、流清鼻涕、浑身发冷、肌肉酸痛等。此时，如果能让身体暖

起来，就会改变这种局面。

以前我一直推荐大家用紫苏叶熬水，或者用各种使身体暖起来的方法。但是后来我发现这些方法虽然能解决大部分问题，可是仍有一些时候，外邪会继续深入。这种方法在处理普通感冒的时候比较好用，对于流感则有失手的时候。

直到我找到服用怀山药粉的方法才彻底解决。

我去河南焦作温县的田地里考察垆土怀山药的种植，偶尔听农民讲，他们感冒了，就用一大把怀山药片，让老婆熬一大碗水，自己趁热喝下去，然后睡觉，醒来就好了。

我就琢磨这里面的道理，突然觉得这方法解决了一直以来的大问题——以往我单纯讲发汗，但是如果正气不足，发汗只能解决一时的问题，无法真正把外邪驱逐出去。而服用怀山药，则扶助脾肺之气，让正气充足，这样也可以出汗，而且是从根上解决问题。

之后，每次感觉要感冒的时候，我就用这样的方法给自己处理。到现在已经好几年了，我一直没有感冒过，每次都是第一时间刚有点儿兆头就给处理了。

其实我小时候身体很不好，因为我父母年龄很大才生的我，那个时候吃的东西也少，经常挨饿。记得小时候，农村亲属来串门，带了一点儿鸡蛋，我拿着一个煮鸡蛋在外面吃，附近楼的孩子们围着我起哄："高干啊，还能吃上鸡蛋！"这就是那个时候的真实写照——大家都挨饿。

因此，我的体质很一般，经常感冒，长大以后也是如此。我后来学习中医，对感冒尤其在意，正是因为自己经常感冒，所以才总结了很多方法给大家，正所谓"三折肱为良医"啊。

所以，我并不是什么神医，也不是什么高手，只能尽力让自己和家人不生病，甚至连疾病的边儿都不沾。我之前也是经常感冒，只是会使用各种方法使感冒症状快一点儿消失而已。

应该说，直到用了怀山药的方法，我才算是彻底摆脱了感冒的困扰。

我的几位朋友在某段时期都有了外感的症状，然后他们自己做试验，说这次什么药都不吃，就吃这个山药糊糊，看看到底能不能好。结果，在他们的坚持作战下，外感的症状都消失了。

另外，我在学习民国名医张锡纯的思想时，发现他治疗肺病的方子里有百分之八十都使用了山药，甚至特别指明是怀山药。

后来经过我不断实践，发现怀山药确实是补脾、补肺的利器。

具体使用方法如下：

干怀山药片五十克，兑水熬，开锅三十分钟后，喝怀山药水即可。

或者用怀山药粉三十克，先加一点儿温水，将山药粉调成糊糊，再用刚烧的开水，猛地冲下去。然后再用勺不断进行搅拌，待山药粉变成像藕粉一样的糊糊之后，放温再喝。同时，要记得多披件衣服，让身体微微出汗。

后一种方法的好处是，怀山药粉可以随身携带，随时可以冲，不用熬。我之所以多年没有感冒，就是因为我的行李中始终携带怀山药粉，一有风吹草动，赶快冲服。

一定要用怀山药粉。很多朋友问我，菜市场里的山药是否可以？

我的回答是，山药可以做菜用，但是有这种疗效的，只有怀山药，而且最好是河南焦作垆土怀山药。

有人说："罗博士，怀山药贵啊，不是我们老百姓吃得起的。"

对于这种说法，我并不认可。买一次怀山药粉，二三百元，可以用很久，可以为您解除数十次以上的感冒，为何就贵呢？一场感冒袭来，输液可能都要上千元，为何您不说贵呢？为何老祖宗留下的如此简便的方法，我们却不愿意接受呢？

我想，如果大家能掌握此类方法，把外感都扑灭在萌芽阶段，那么我们的医院就不会有那么大的压力了。

这个方法，对于普通感冒能很快见效，我的经验是一天就够了。但是对于流感，我认为需要坚持喝两三天，可能喷嚏会继续打，但是病情不会发展，多数人两三天就彻底痊愈，极个别的会多打两天喷嚏，但几乎都可以解除病情。

目前，我身边的人相信此法且坚持去做的，还没有失败的例子。

✚ 应对方法二：用紫苏叶熬水，趁热服下

我们还可以借用身边的其他条件，让身体温暖起来，虽然无法补益正气，但也可以起到救急的作用。

一旦您感觉到自己受寒，可以去药店买一些紫苏叶。

用紫苏叶三克熬水，开锅后再熬三分钟即可，趁热服下。

不必都喝掉，而是喝下一小杯，然后看是否出汗。如果微微出汗，就不必再喝了；如果没有出汗，则继续喝，直到出汗为止。

身体微微出汗，就意味着气血循环通畅了。

要注意的是，千万不要大汗淋漓，也不要饿着肚子发汗。如果您的脾胃空虚，想要发汗是很难的，因此受寒之后喝点儿粥是最好的。

✚ 应对方法三：用热水泡脚，让气血循环

此时，也可以用热水，或者加了紫苏叶的热水泡脚。这种方法也可以让身体微微出汗，达到让气血循环的效果。

✚ 应对方法四：用电吹风吹大椎穴，舒筋活血

您还可以把电吹风调至热风挡，吹后颈部的大椎穴。这种方法也可以使您的身体迅速温暖起来。

出汗后，切记注意保暖，不要吹风，身体很快就会恢复。

✚ 应对方法五：服用感冒清热颗粒，温热散寒

如果您感觉情况开始严重，也可以服用一些感冒清热颗粒。这个药是清热的，其实里面温热的药物多，也可以起到散寒的作用。

✚ 任何使身体温暖起来的方法都是可以的

还有很多这样的方法，比如喝生姜红糖水、把热水袋放到大椎穴附近热敷、艾灸大椎穴等。

记住，任何使身体温暖起来的方法都是可以的，有的朋友甚至把汽车座椅加热装置打开，在上面坐一会儿，也解决了问题。

这个阶段时间会很短，我估计一般人也就是一天的时间——主要看体质如何。抓住了，就能很快解决问题；抓不住，则很快过去。

有很多人没有发现自己已经过了这个阶段，还在喝紫苏叶水，根本没有效果。结果咽喉都肿痛了，来问我："还接着喝吗？"我说："战机已过，赶快进入下一个阶段吧。"

3. 外感风寒第二阶段的应对方法

✚ 外感风寒第二阶段的特征：外寒里热，寒热并存

一般情况下，对身体感知不明显或没有认真学习中医的人，可能会错过第一阶段，进入第二个阶段。这个阶段寒热并存，还会打喷嚏、流清鼻涕，但是也会流黄鼻涕、嗓子会痛、痰会是黄色的、身体发热、舌质红、外感症状明显——困倦、无力、肌肉酸痛、咳嗽声音重。

✚ 应对方法一：用散外寒与清热解毒的中药

此时的咳嗽症状单独用治疗咳嗽的药物并不能起作用，建议用散外寒与清热解毒的中药一起使用，寒热并调。

方子：柴胡六克、防风六克、紫苏叶六克、黄芩六克、金银花九克、连翘十二克、蒲公英九克、芦根九克、生石膏十五克、甘草六克。

三服即可，每天一服。熬水饮用。

✚ 应对方法二：吃白萝卜片，用喉科大师耿鉴庭老先生的方子

这个阶段如果咽喉肿痛比较明显，可以在治疗的同时，用白萝卜切片熬水，喝萝卜汤，吃萝卜片。

如果咽喉肿痛比较明显，其他症状不那么突出，可用这样的方子：

丹皮九克、炒栀子九克、郁金九克、射干九克、茯苓九克、枇杷叶六克、甘草六克。熬水喝，一般两服即可。

这是著名喉科大师耿鉴庭老先生的方子，对喉症效果非常好，可以散结解毒。

✚ 应对方法三：服抗病毒口服液，配合藿香正气水或者丸

对在外面出差的人，我建议买抗病毒口服液就可以了，这个方子清热祛湿，效果不错，只是起的名字比较西化，方子是不错的。

如果外面雾霾严重，则需要配合服用藿香正气水或者丸，会提高疗效。

现在"浓雾天气"日益增多，各地水湿都比较重，我会推荐这样的搭配——藿香正气水配合抗病毒口服液。

藿香正气散出自宋代的《太平惠民和剂局方》，是一个非常经典的方子，具有散寒祛湿，芳香祛秽的功效。方中的藿香可芳香化湿，理气和中；紫苏叶和白芷可发表解汗；佐苍术、厚朴、大腹皮可燥

湿除满；陈皮，生半夏可行气降逆，和胃止呕；再配桔梗，用于开胸膈；茯苓、甘草用于健脾利湿，加强运化功能。

通常，古人到了污浊的地方，比如遇到山岚瘴气，就会服用此方。因此，只要我看到外面的天气有雾霾，在外感的时期就用此方辅助使用，会有意想不到的效果。

而抗病毒口服液的成分有板蓝根、石膏、芦荟、生地黄、郁金、知母、石菖蒲、广藿香、连翘。这些药材的功效也是清热解毒居多，此方同样也考虑到了祛除湿气，所以尤其适合现在的环境。

抗病毒口服液的服用量，我会用得比说明书上说的大一些，因为熬成汤药往往是一碗的药量，如果只喝一支小玻璃管的量，药效会不够。因此，我认为您可以按照自身情况增加一两支来服用。

✚ 应对方法四：用古方柴葛解肌汤加减泡脚

在第二阶段，外寒的症状依旧存在，比如打喷嚏、浑身酸痛、流清鼻涕、怕冷、头疼等，同时，开始出现里热的情况，比如嗓子红肿、扁桃体发炎、痰黄等。

在这个阶段，有两种情况，一种是外寒重一点儿，里热轻一点儿，此时要散外寒的药物多些，清里热的少些。另外一种是外寒的情况轻，只有一点点了，而里热比较严重，此时用药思路需要稍微兼带着散外寒，而重点在清里热。

如果是外寒重，里热轻的情况，应该怎样调理呢？

我给您推荐一个泡脚的方子，您该吃什么药就吃什么药，这个方子可以作为辅助的调理方式，这个方子由古方柴葛解肌汤加减而来：

柴胡六克、黄芩六克、法半夏六克、党参六克、炙甘草六克、紫苏叶六克、白芷六克、独活六克、葛根九克、金银花六克、连翘六克、茯苓九克、生姜五片。

先把这些药物用水泡二十分钟，然后煮开锅二十分钟，兑入温水，泡脚，泡二十分钟左右，能微微出汗最好。每天一服，熬水以后，分成两份，早晚各泡一份。连着用三天即可。孕妇忌用。

需要注意的是，千万不能空腹泡脚，最好先喝点儿热粥。也不能泡得大汗淋漓，那样会耗伤津液，使疾病不易祛除。

在泡脚的同时，如果有上好的丁怀山药片，可以一次用一把（比如三十到五十克），熬水喝下。这样可以扶助正气，让身体更加高效地抗邪。

如果您感冒了，正在流着清鼻涕、头疼、浑身酸痛，就可以尝试一下这个泡脚的方法，最好是在刚刚出现症状的时候就用上这个方法，效果更好。

✚ 应对方法五：孩子可以用棉球蘸藿香正气水敷肚脐

对于进入外感第二阶段的孩子，您可以用棉球蘸藿香正气水（最好是酒精含量低或者无酒精的），放在孩子的肚脐里，用四面都有胶的创可贴覆盖，也会起到不错的效果。

要记住，盐蒸橙子等方法都是配合使用的。有的家长发现孩子外寒里热了，却仅仅使用一个蒸橙子的方法给孩子调理，这是不可以的，要在使用药物的情况下，才能用这些方法。

这个阶段如果有医生指导，会更加稳妥。

4. 外感风寒第三阶段的应对方法

✚ 外感风寒第三阶段的特征：表里俱热

此时是外感没有控制住，发展到最严重的阶段了，按照现代医学讲，这是引起严重的上呼吸道感染了。表现是高烧、咽喉肿痛、黄痰、痰多、呼吸急促、咳嗽会引起胸腔共鸣、舌红。

此时如果检查，甚至会有肺炎的可能。

✚ 这个阶段要及时去医院治疗

这个阶段不要自己调理，要及时去医院，控制感染。这个阶段，必须交由医生来处理了。

5. 外感风寒第四阶段的应对方法

✚ 外感风寒第四阶段的特征：回到外寒

此时，热邪已经基本清除，只剩一点儿外邪残余在鼻口连接处——鼻音重，流清鼻涕，偶尔身体有点儿发冷，打几个喷嚏，其余的症状都不明显了，很多人以为战斗结束了。

✚ 应对方法一：用古方止嗽散加味

这个阶段，可以用自己的方法来调整。我推荐此时用古方止嗽散加味：

荆芥三克、陈皮六克、桔梗六克、前胡六克、紫菀六克、款冬花六克、金银花六克、连翘六克。熬水，然后用此水漱口、滴鼻子，如果严重，也可以每天喝两小杯，三服。

有很多人忽略了这个阶段，结果一直有点儿外邪在鼻腔，晚上睡觉会打鼾，鼻子声音会重，最后去医院检查，出现了各种问题，比如鼻窦炎、腺样体肥大等，这都是外邪没有清干净的缘故。

✚ 应对方法二：用六味洗鼻名方

对于这样的人，可以用这个方子：

辛夷三克、白芷三克、荆芥三克、金银花六克、连翘六克、鱼腥草六克。

熬水十五分钟，用这个水漱口，同时滴鼻子。可以用空的眼药水瓶，吸入这个药汁，滴入鼻腔，然后捏着鼻子让药汁在里面转动，过一会儿再让它流出来。一天用几次，这样效果也比较好。

有人问：孩子也是这个量吗？其实，这个药熬出来，成人都用不完，估计用几次还会剩下，孩子也是这个量熬出来，然后剩余的会更多而已。但是剩下的药汁不要在冰箱里放几天接着用，这个东西现熬出来的最好，如果剩余，最多再用一天，不可再放，只有倒掉。

6. 外感风寒第五阶段的应对方法

✚ 外感风寒第五阶段的特征：脾胃虚弱

我们之所以患外感，一定是正气不足，因此，扶助正气应该贯穿于外感调理的整个过程中。而当外邪清除以后，经过一场战斗，脾胃会更加虚弱，此时要补脾来扶助正气。

很多人在这个阶段犯错误，一旦感冒好了，不发烧了，立刻就不注意，去人群密集的地方，结果很快就再次感冒了。为什么呢？这是因为正气在经过一场大战后，已经消耗很多了，却得不到补充，就又把自己暴露在风险里面了，当然危险。

✚ 应对方法一：怀山药干片代茶饮

我的建议，就是必须补脾。可以用上好的怀山药干片，每次三十到五十克，熬水，然后代茶饮。这样喝三天。

✚ 应对方法二：怀山药干片加牛蒡子代茶饮

如果仍然有咳嗽的症状，可以加三克的牛蒡子；如果不咳嗽，就不必加了，就直接喝山药水。

这样把脾气补足，身体就会彻底恢复正常。

注意：孕妇感冒了要请医生治疗，不要自行服药。

第2章

代代相传的抗外感名方

钟南山院士指出，从 SARS 到 H7N9，这十几年来，从中医药的治疗效果中得到很多启发。中药跟西药的抗病毒概念不一样，中药还有一个全身性调节的作用，这是中药的特色和长处。

第 2 章　代代相传的抗外感名方

1. 怀山药，培补正气的食疗佳品

✚ 孩子吃怀山药，个子长高了，抵抗力也变强了，很少感冒、发烧

我母亲热衷于跳广场舞，有的时候，我会在旁边观察。我感觉老人聚在一起跳广场舞时非常可爱，她们聚在一起的状态，和幼儿园的孩子一样。

我一向特别关心孩子和老人的健康，我曾收到一位家长的来信，让我特别感动，信件的内容是这样的：

我是 2013 年有幸知道罗博士并开始跟着您学习的，那时候我的宝宝刚七个月，由于自己和老公要外出上班，所以孩子就留在老家，由家里的老人照顾。过年回家的时候，我发现孩子的状况特别不好，面黄肌瘦，胆小怕人，每天夜里都要哭闹两个小时左右才能入睡。每次发烧都是突发性的，而且都是扁桃体炎引起的。

孩子平时的生活习惯有两个非常大的问题。首先，孩子每天早上六点醒来就开始哭闹，大人就会给他酸奶、饼干、饮料来安抚他

的情绪；等吃早饭的时候，孩子却一口也吃不下了。其次，孩子的肚子胀得跟皮球一样，但总是停不住嘴，一直要吃。

看到孩子的情况我非常心疼，决心先辞职回家，等把孩子的身体调理好了再出去工作。于是我每天看罗博士的书为孩子调理身体。

我看到罗博士推荐的怀山药很不错，便买了两罐给孩子试试，没想到奇迹出现了。我家宝宝吃了之后，个子长高了，抵抗力也变强了，很少感冒、发烧、扁桃体发炎了。秋天到了，宝宝有点儿咳嗽，前几天我刚好看到罗老师的公众号推荐了杏仁雪梨山药糊，但是因为我家孩子脾胃亏虚，不适合用梨，所以我就到超市买了杏仁露，煮开后冲怀山药给孩子喝，没两天宝宝的咳嗽就好了。真的非常感谢罗博士！也非常希望这篇文章能让更多人看到，让他们知道怀山药的好处！

孩子的身体还处于生长发育阶段，如果正气不足，外界稍有刺激，身体就容易出问题，这位妈妈及时给孩子补脾胃，增强了孩子的正气，让孩子尽快恢复了健康，非常令人欣慰。

✚ "怀山药粉就是老人的救命粉"

正气不仅对孩子非常重要，对老人也是如此。

很多老人，年轻的时候非常辛苦，身体存在不同程度的损伤。所以，人到老年就容易出现正气不足的情况。

我们再来看一下这位读者的来信：

　　去年六月份，我母亲出现了吐血、便血的症状，住院期间经过多方诊断，确诊为胃癌晚期。她已经八十四岁了，由于疾病的消耗，体重不足六十斤。当时医生都说没有什么办法可以治疗了，生存时间最多两三个月。

　　听完医生的话，再看看躺在病床上的母亲，我顿时感到万箭穿心。母亲辛苦操劳一辈子，到了晚年还要经受这样的折磨，作为儿女，我却只能眼睁睁地看着母亲饱受病痛的折磨，无能为力。

　　我是罗博士的忠实粉丝，他的每篇文章我都会读。就在我母亲出院后没多久，我又从罗博士的公众号中看到了一篇介绍怀山药的文章，文中提到了危重病人用干怀山药片熬水进行鼻饲，启动脾胃之气挽救生命的病案。

　　看到这些时我并没有抱太大奢望，因为母亲的病的确太重了，但出于对罗博士的信任，我还是抱着试试看的心理先买了一瓶怀山药粉，每天早上为母亲蒸小半碗怀山药。她的脾胃极度虚弱，但怀山药粉特别细腻，非常好吸收，口感偏甜，她也很喜欢吃。吃了一段时间后，她感觉似乎比以前有力气了，这让我们非常欣喜。

　　今年二月份，母亲为治疗其他疾病服用了一些对胃刺激性比较大的药物，引起呕吐和胃部剧痛的症状，服用止疼药也没有效果。到医院就诊，医院也只是给她打了止疼针，回到家中依然不能进食。于是我就把怀山药粉拌成糊，一次一勺，一天数次让母亲食用。两三天后，母亲居然能慢慢地坐起来了，也开始吃饭了，这让我们真正领略了垆土怀山药的神奇。

后来，每逢母亲胃病发作之时，怀山药粉就是我们的希望。在不能进食的情况下，一日三餐全靠怀山药糊为母亲提供能量，维持生命。母亲常常说："怀山药粉就是我的救命粉。"虽然现在母亲的身体还很虚弱，但每当她感冒或咳嗽时，多吃两次怀山药粉，第二天就会迅速痊愈。要知道，母亲没患胃癌的时候，感冒、咳嗽了，都要折腾好几天才能好起来。

现在距我母亲住院已经过去一年多的时间了，母亲不仅生活仍然能够自理，还能读书、写字。

我常常把母亲的经历分享给别人，把怀山药推荐给周围的人，希望更多患者能够早日摆脱病痛，恢复健康。

感谢罗博士的仁者之心，是您的大爱为广大患者带来了生的希望！

很多老人由于早年辛劳，脾气虚弱，导致年龄越大气血不足的症状越明显。

那为什么脾气虚弱会导致气血亏虚呢？因为气血的生成主要来源于脾胃从食物中吸收的水谷精微；如果脾胃受伤，脾气虚弱，就会导致气血生化之源不足。

有的老人，呼吸系统经常出问题。比如一些农村的老人常年用炉灶做饭，生火的时候会产生大量浓烟，日积月累，呼吸系统就会产生病变，甚至会发展成哮喘、慢性支气管炎、慢阻肺等。

那么，该如何调理呢？

中医有很多调理身体的方子，但我的经验是，调理身体，扶正非常重要。而扶正的方法中，通过食疗来调理脾胃是一个非常重要的手段。最适合用于食疗的食材就是药食同用的怀山药了。

中医认为，山药味甘入脾，色白入肺，可以滋补肺、脾、肾三脏，药性平和。怀山药是强力启动脾胃功能的一味不可多得的中药，对脾、肺的滋补作用，是其他东西难以取代的。

肺气不足的老人，容易出现长吁短叹的症状。这种长吁短叹并非情绪不佳引起的，而是因为肺气不足引起的，所以有时候会出现呼吸无力的情况，此时就需要做一次深呼吸——在外人看来，就像是长吁短叹。这样的老人我都会建议他吃一段时间怀山药。

肺气不足的老人，还容易出现平躺的时候感觉胸口压着一块大石头的症状，此时胸中的宗气也是不足的，因为两者密切相关。

这个时候，如果用食疗的方法来补充肺气，症状会得到明显的缓解。

常服用怀山药，对老人的慢性咳喘，也有较好的调理效果。

需要注意的是，如果有人服用怀山药糊糊而出现了便秘的情况，就要改用喝怀山药水的方法来滋补，这样效果会更好。

✚ 怀山药真的能散寒发汗吗

我在文章中反复地讲，当我们的身体刚刚受到风寒侵袭时，用怀山药片熬水或者是怀山药粉冲糊糊，趁热喝下去，可以有效散寒发汗，将寒邪立刻祛除。

在讲完这个方法以后，有很多人问我：怀山药真的能散寒发汗吗？

我先给大家介绍一下怀山药（在中医典籍里是山药）的药性。

中医认为，山药归肺、脾、肾经，具有滋补作用。早在《神农本草经》里就已有关于山药的记载。

但是，山药的药性究竟是凉的还是温的？补的是什么？这是值得探讨的，因为历代文献所讲的不一致。

《神农本草经》认为山药"味甘，温"，这种说法是历代文献的主基调。

但也有些文献认为山药是凉的，比如到明代《药品化义》的作者就对此给出了一个确切的回答："生则性凉，熟则化凉为温。"

所以，我们熬药所用的怀山药（基本都是熬熟吃，没有人生着吃），药性是温的。那么，怀山药到底有什么滋补的作用呢？

中医认为，山药健脾，补肺，固肾，益精。《神农本草经》认为："山药主伤中，补虚，除寒热邪气，补中益气力，长肌肉，久服耳目聪明。"《神农本草经》在此提出了山药可以"除寒热邪气"。

在唐代的药学文献《药性论》里，记载着山药可以"补五劳七伤，去冷风，止腰痛，镇心神，补心气不足"。这里就提出了山药可以"去冷风"的作用，这和《神农本草经》的观点是一样的。

明代《本草化义》里记载山药："温补而不骤，微香而不燥。"

类似的记载，在古代还是比较多的。可见，在历代文献里，医家多主山药的药性是温的，除了我们通常认为的健脾、补肺、固肾、益精之外，它还可以散寒，祛除寒热邪气。

但现在很多书都记载，山药也可以用于滋阴。为何山药的药性是温的，却能滋阴呢？

其实，这样的中药是比较多的，比如熟地、枸杞子、山萸肉等，这些药的药性都是温的，但却都有滋阴的功效。

出现这个问题，主要是我们现在对"阴"与"精"的概念把握不清晰导致的。

在中医里，"精"是被归在"阴"这个概念里的，"阴"包括了精、血、津、液。因此，我们仔细体会就能发现，这些医家所讲的山药滋阴，其实是山药补精的功效。

"精"分很多种，比如有先天之精，有五脏之精。熟地就是补肾精的。而山药，主要补脾脏、肺脏之精气。

因此，现在写医书的医家，要明白读者对阴和精的概念已经不如古人那么清晰，山药补阴的功效可以直接写成补精、益精。

那么，怀山药能散寒发汗吗？

在人们感受风寒的时候，身体强壮之人和身体虚弱之人的反应是不一样的。

身体强壮的人，其实很少感受风寒。一旦感受了风寒，他们的身体也会剧烈抵抗，这是《伤寒论》所讲的麻黄汤证。

而体弱之人、表虚之人、中气不足之人，感受风寒的机会比较多。这类人的身体抵抗不剧烈，给人感觉很虚弱，且怕风、怕冷，自汗出，这是《伤寒论》所讲的桂枝汤证。

大部分受寒之人都是这种情况。因此，张仲景把桂枝汤作为《伤寒论》里的第一个方子，是有他的考虑的。

现在我们的身体，估计还不如张仲景时代的人壮实呢。现在因体虚而受寒的人，真是多不胜数。

一切虚损，如果伤及脾胃，导致脾胃功能出现问题，就会影响对外邪的抵抗。

中医认为，抵抗外邪的力量，叫营卫之气，而《黄帝内经·灵枢·营卫生会篇》说："谷入于胃，以传与肺，五脏六腑，皆以受气，其清者为营，浊者为卫。"

可见，起防御作用的营卫之气，是与脾胃关系密切的。

大多数人的身体十分虚弱，一旦感受外寒，基本上就有了生病的基础，但究其原因，还是营卫之气不足所致。

所以，一旦感受外寒，补足脾胃，事关重大。

有朋友会问：在这个时候，我们赶快发汗，不就是散寒吗？

其实，在正气不足，尤其是营卫之气不足的时候发汗，并不是特别恰当的事情。或者说，暂时为之可以，但是回头还是要补足脾胃为好。

宋代经方大师许叔微为人治病，"治乡人邱生者，病伤寒，发热、头痛、烦渴，脉虽浮数而无力，尺以下迟而弱。许曰：虽麻黄证，而尺脉迟弱。仲景曰：尺中迟者，营气不足，未可发汗。用建中汤加当归、黄芪。"

对于这种营卫之气不足的患者，许叔微先用补中的建中汤加味，这是对患者负责任的态度。而用怀山药糊糊来处理外感风寒的第一阶段，正有补足脾胃的用意。

这种方法绝对不是我想出来的，我之前用了怀山药水、怀山药糊糊来治疗外感之后，尚有一点儿邪气潜藏的咳嗽，通常就会逐渐消失，效果非常好。

但是，在我去怀山药的产地河南温县的田间考察时，偶然听到农民说："我要是受寒了，身上发冷，就会赶快让老婆抓一把干怀山药片，熬一大碗水喝下去，盖上被，睡一觉就好啦。"

我听了之后，若有所悟，于是跟着他学。此后我每次受寒，或要感冒，都是这样解决问题的。

我把这种方法推荐给他人——只要是抓住了受寒第一阶段的人用此方法，都反映效果很好。

后来我思考其中的道理，觉得这个从田间学来的方法深合仲景之道。

张仲景用桂枝汤作为《伤寒论》的第一方，用来调理表虚受寒之人。桂枝汤的药味十分简单，就是桂枝、芍药、炙甘草、生姜、大枣。如果把芍药的分量加倍，加上饴糖，就是补中的小建中汤；加上黄芪，就是黄芪建中汤，其作用部位都在脾胃，是大补中气的。

医圣张仲景把这样一个方子放在《伤寒论》之首，就是为了告诉我们，人要先正气足，才能抗邪外出。所以，正气永远是第一位的。

那么，这个桂枝汤，是补中的方子，还是散寒的方子呢？

其实，培补中焦，使得营卫之气充足，气血运行通畅，这就是散寒。

张仲景为我们提出了两个不同的思路，一个是用发汗的药物，比如麻黄类来发汗；另外一个，是用桂枝汤类的药物，来调和营卫，培补中焦，同样也能起到类似的作用。

这两者作用于不同的人体状态，其中的道理使后世受益极多。

因此，张仲景还谆谆教诲，在服桂枝汤后，要加服热粥一碗，以助胃气。其用意深矣。

他还特意叮嘱，服药后不可大汗淋漓，要"遍身微汗者为佳"。如果大汗淋漓，病必不除。

这是在提示我们，发汗并不是目的。之所以微微发汗，是周身经络通畅，营卫之气运行恢复的标志而已——这只是一个结果，正气充足，才是根本。

根据这些经典的启示，我在分析农民用怀山药水散寒以后，发现这与张仲景的思路有异曲同工之妙。

山药大补脾胃，性温，古人认为可以"除寒热邪气""去冷风"，我们把怀山药熬成糊糊，或者熬成怀山药水以后，喝下去。一方面可以大补脾胃，使得正气来复，营卫之气充足，推动经络的运行；另外一方面，热热的怀山药水，或者怀山药糊糊，可以起到温暖身体的作用。借着这蒸腾的热势，令身体温暖，则身体会微微汗出，寒邪自然可以散去。

其实，即使不喝热热的怀山药糊糊，只是温着服下，也有一定的发汗作用。记得很多年前，就有人对我讲过，他服用了八珍糕以后，最明显的反应，是身体会微微出汗。后来，经过我不断体会，我发现这主要是方中怀山药的作用。

其实这样讲理论是没有用的，只要您操作一次即可，您可以用五十克怀山药，熬成水，喝下去。可以温温地喝，不必热着喝，然后您体会一下，即使不是热的怀山药水，喝下去身体也会阵阵发热，而且会持续一段时间，这就是《药性论》讲的"去冷风"的作用。

为何会有这种作用呢？这就是怀山药滋补正气、培补脾胃的效果。当脾胃之气足了，营卫之气充实了，自然会推动经络运行。此时，身体微微发汗，是一个自然的反应而已。

所以，中医的经典《神农本草经》讲山药（怀山药）可"除寒热邪气"，经典在此，我们后人需要多多体悟。

当您受寒，最好的方法就是请中医开方子调理，比如仲景之方，必定药到病除。

但是，仓促之间，如果没有条件求医，而身边又备有怀山药的话，用这个方法，一定会有帮助。

其实，中医是在不断进步的，每一代中医如果能仔细体悟，提出中药的更多用法，中医就一定会进步。中医同道之间，互相辩论是好事，正好可以促进思考。大家的目的，其实只有一个，就是让患者更早摆脱疾病，更加健康。

2. 外感疾病中的怀山药用法大汇总

现在，怀山药是我最常用的一个食补佳品，基本上在补脾、补肺的过程中，我都会用到它，效果令人惊叹。

通常我都会如何使用怀山药呢？接下来我把我的思路给大家梳理一遍。

✚ 刚刚感受风寒时，如何食用

一旦寒风吹来，正常人的身体会立刻调整，使得自身气血运行正常，所以不会感冒。而正气不足的人，被寒风一吹就会开始打喷嚏、流清鼻涕。

所以，在刚刚感受到风寒的时候，能在第一时间，立刻补足脾肺之气，是很重要的。

可以用一把干怀山药片（成人一般用五十克左右，孩子用三十克左右），熬水，然后趁热喝下，令身体微微出汗。躺在床上，把被子盖暖和，好好睡一觉，一般睡醒起床后，您就会安然无恙的。

如果您觉得麻烦，用怀山药粉也是可以的。区别是这样的，吃了怀山药，如果您有大便干燥的症状，则可以用干怀山药片——仅仅喝水，不吃怀山药。如果您吃了怀山药大便正常，或者大便经常不成形的人，则可以用怀山药粉。

用怀山药粉的具体方法是：用两三勺怀山药粉，先加少量温水，调和成糊糊，然后再用刚刚烧开的水冲下去，不断搅拌。此时怀山药粉会成为像藕粉一样半透明的糊糊，非常好喝。我平时基本都是用怀山药粉，因为觉得这样节省食材。

自从我知道了这个方法，只要有怀山药粉在身边，我自己的外感，全部都是第一时间用它给解决的，无一例外。

✚ 外感治疗过程中如何食用

在治疗各种外感的过程中，扶正与祛邪是必须同时考虑的问题。祛邪的药物是比较多的，但扶正用什么药物，是非常讲究的。有温阳扶正、滋阴扶正、补气扶正、养血扶正等思路，各种方法都是有用的。但是，在呼吸系统的调理中，我最常用药性平和的怀山药来扶正。

通常，在自己家用药时，我都会在药里随手加一把干怀山药片。比如，在我父亲患肺炎时，我给他开了清热解毒的方子，但是方子抓来后，在熬的时候，我就加了一大把干怀山药片，用来扶助正气。

我在治疗朋友母亲的肺炎时，西医用美国进口针，打了二十针都没有效果，老人依旧高烧，最后放弃治疗。我用生石膏粳米汤，把生石膏、粳米等份熬水，加入等量的怀山药和六克党参一起熬，然后让患者喝这个米汤，结果当天晚上患者体温就下降，进而正常。这里就是用怀山药来扶助正气。

因此，在治疗肺系感染外邪的过程中，一方面要及时祛邪，另外一方面，要考虑自己的身体是否有能力配合药物祛邪。所以，扶正也是非常关键的，此时我基本会采用药性平和，扶正效果却非常好的怀山药。

✚ 感冒收尾阶段如何食用

一般外邪被清除以后，很多人会认为战斗结束了，其实此时正气刚经过了一场大战，往往比较虚弱，如果不能及时补救，则很容易再次遭受外邪的侵袭。

此时，一般我会让患者再吃几天补中益气丸，或者再服用三天怀山药水。可以用干的怀山药三十克，熬水，然后一天里就喝这个水。没有水了，添水再熬，然后再喝。这样，花两三天的时间将正气补足了，身体就能够防范再次来袭之敌了。

其实这个方法也常用于感冒过后残余的咳嗽。很多时候，外邪大部分被清除了，但是仍然会残留一点儿寒邪，此时可能没有任何感冒症状，但就是微微呛咳，良久不愈。尤其是感冒初期服用了川贝类药物的人，往往会咳嗽几个月之久。

此时，扶助脾肺之气，可以让身体清除残余的邪气。因此，也可以用上文提到的方法，用怀山药片熬水喝三天，一般就会解决问题。如果按照名医张锡纯的思路，在三十克的怀山药片里，放入三克的牛蒡子，则效果更好。只是这个方法大人可以接受，很多孩子会觉得味道不好。

✚ 久病之人如何食用

这种情况，一般人用不到，但很多老人、少数患病的孩子和一些久病之人会用到。

这些人经过长期的疾病消耗，正气已经不足，根柢不固。此时，一旦感受外邪，往往会进入危急阶段，比如老人的肺内感染，此时挽救颓局是很关键的，而我用的往往也是怀山药。

有朋友问我："我的父亲正在重症监护室抢救，医生已经宣告没有什么希望了，该用什么药延缓一下生命？冬虫夏草行吗？人参行吗？"

此时，我的建议往往是用上百克干怀山药片熬水，然后鼻饲。启动脾胃之气。如果胃气尚能恢复，则可救；如果胃气衰败，无力挽回，则最终结果往往不佳。

还有一些严重的哮喘之人，正气严重不足，根柢不固。此时，我也会请他们用五十到一百克的怀山药片来熬水，口渴的时候，就喝怀山药水，不喝其他的水；熬的水喝光了，添水再熬。这样的话，患者的症状很快就会被控制住。

这些只是外感中的应用，如果加上调理脾胃的应用，则怀山药的用法不可穷尽。

要注意的是，在购买怀山药片时，要选择真正的怀山药片，绝对不是淮山药，而是怀山药。这种怀山药是河南焦作温县种植的，真正好的是垆土的怀山药，就种植在大约十公里长、一公里宽的垆土地里。而且，这个地种植一次垆土怀山药，要休地八年左右才能再次种植，这也是上天给焦作农民的一份厚礼。

3. 什么时候用连花清瘟胶囊

✚ "寒包火"——外感的外寒里热阶段

目前，流感引起了大家的广泛重视，因为太多人中招了，很多医院都因此人满为患。

对于流感的防治，我认为只要抓住刚刚开始的阶段，甚至可以不用药物，基本上用食疗或者推拿、艾灸等方法，就可以解决问题了。

问题是，如果大家错过了这个初始阶段，导致外邪进入体内，该怎么处理呢？

此时，多数人处于我们常说的外寒里热阶段，老百姓俗称"寒包火"。

这个阶段，是多数人察觉出自己感冒的阶段，很多人没有学习过中医养生，一般第一阶段时可能不知道自己有危险了；而当发生问题时，已经是这个外寒里热的阶段了。

✚ 连花清瘟胶囊来源于中医名方——麻杏石甘汤的加味方

对于调治外寒里热这个阶段，我介绍过很多中成药，本文介绍的是连花清瘟胶囊。

这个连花清瘟胶囊，是河北以岭药业出品的。以岭药业是吴以岭院士创办的企业，它最大的特点就是产学研一体，有医学院，有临床医院，有药厂——这种互相支撑的结构，保证了企业有强大的研发力量。

那么，这个连花清瘟胶囊都有什么成分呢？它有什么作用呢？

连花清瘟胶囊的主要作用是清瘟解毒，宣肺泻热。主要用于治疗流行性感冒等热毒袭肺证，具体的症状是：发热或高热、恶寒、肌肉酸痛、鼻塞流涕、咳嗽、头痛、咽干咽痛、舌偏红、苔黄或黄腻等。

这个方子里面的成分是：

连翘、金银花、炙麻黄、炒苦杏仁、石膏、板蓝根、绵马贯众、鱼腥草、广藿香、大黄、红景天、薄荷、甘草。

那么，这个方子有什么奥秘呢？

这是中医的著名方子——麻杏石甘汤的加味方，这么一来，它的来头就大了。

为什么这么说呢？因为，这个麻杏石甘汤是张仲景在《伤寒论》里面出的方子，是一个非常重要的方子，专门治疗风热袭肺，或风寒郁而化热，壅遏于肺的喘症。《伤寒论》原文说："发汗后，不可更行桂枝汤；汗出而喘，无大热者，可与麻黄杏仁甘草石膏汤。"因为肺中热盛，气逆伤津，所以有汗而身热不解，喘逆气急，甚则鼻翼翕动，口渴喜饮，脉滑而数。

这个时候，应该赶快开肺气，清泻肺热，热清气平而喘渴亦愈。所以方用麻黄为君，一方面麻黄可以散外寒，同时可以宣肺而泻邪热，就是打开窗户，是"火郁发之"之义；另一方面，配伍辛甘大寒之石膏为臣药，而且用量倍于麻黄，用于清除里热；再者，杏仁降肺气，是为佐药，助麻黄、石膏清肺平喘；炙甘草和中。

当年，这个方子是用来治疗外邪导致的热壅于肺的喘证的，但是后世越应用越广泛，现在多用于治疗各种肺内感染，效果卓著。

现在很多情况下，我们还会直接开出这个方子，只要对症，也会起到立竿见影的作用。

而且，我认为最重要的是，这个方子开拓了一个非常重要的思路，就是一个方子里面用一路兵马去散外寒，另外一路兵马去清里热，这样双管齐下的思路。

我觉得，现在绝大多数治疗感冒的中成药，用的都是这个思路。

这个思路的意义非常重大，它使得我们对治疗外寒里热的症状有了特别有效的方法。所以，后世的医家在这个思路的基础上，根据寒热的轻重来权衡——散寒的力量大，清热的力量小点儿，比如我们经常用的感冒清热颗粒；或者散寒的力量小点儿，但是清热的力量大，比如这个连花清瘟胶囊。

在开方子的时候，这个思路也是广为应用，比如民国名医张锡纯就把石膏的量加大，为麻黄的十倍，来治疗温病，而且张锡纯认为此方就是治疗温病的。

所以我说这个思路是打开了一扇大门。

连花清瘟胶囊就是在麻杏石甘汤的基础上，加了连翘、金银花清热解毒，所以此方叫连花清瘟胶囊。

它用的是"连花"，不是"莲花"，就是连翘、金银花各取一个字。还有板蓝根、绵马贯众、鱼腥草来清热解毒，配合治疗，而薄荷可以透发邪气。

然后，配合大黄来泻热，因为在热毒壅盛的时候，容易热结肠道，导致大便不畅，此时用大黄通便，可以清除热邪，这叫"急下存阴"，也叫釜底抽薪法。

同时，方子里面配合藿香，是为了芳香行气，宣畅气机，振奋脾胃之气，清除污秽之气。

这个方子还配合了一味药，叫红景天，这是扶正气的药物。我们知道，如果去西藏旅游，一般都会建议去之前喝点儿红景天口服液，为的是增强心肺功能，提升正气。其实这个红景天不但扶正，还有活血通络的作用，所以配合在方子里，不但扶正，还可以疏通肺络，有助于清除邪气。

我建议，如果在外寒里热的最初阶段——外寒比较重，里热刚刚有一点儿的时候，您可以用感冒清热颗粒，里面散寒的药物多。

如果时机错过，开始发烧了，咽喉肿痛了，痰黄了，鼻涕黄了。此时热重寒轻，我们就可以用连花清瘟胶囊了。这个方子，配伍得当，足堪应付此时的局面。

所以，钟南山院士指出，从SARS到H7N9，这十几年来，从中医药的治疗效果中得到很多启发，而且在研究中发现，中药连花清瘟胶囊、板蓝根的作用不仅仅是单纯的抗病毒，还可以预防病毒进入体内，进入细胞内；如果病毒进入细胞内，还可以防止它繁殖。他说，中药跟西药的抗病毒概念不一样，中药还有一个全身性调节的作用，这是中药的特色和长处。

这次外感病流行，中华人民共和国国家卫生健康委员会把连花清瘟胶囊放在了一线用药位置上，这也说明了这个药物的疗效是肯定的。

　　我们现在了解了方子里的成分，就知道在什么情况下使用这个药物了。在外邪入里化热、寒热并存，但是热重寒轻的情况下，甚至表寒只有那么一点点，可是体内热象却特别重的时候，对症使用，效果更佳。

4. 什么时候喝抗病毒口服液

✚ 风热感冒和风寒感冒第二阶段一样吗

　　其实，一年四季的感冒大抵相似，只是其中有各个季节的特点而已。但是我们必须把大的规律把握好，才能真正了解这个疾病。

　　四季的感冒，多数是寒邪入侵，少数是燥热伤津，其间有湿邪助纣为虐，大致就是这些问题。而这其中，风邪是载体，是平台，会承载着这些邪气来袭。

　　所以，中医把六淫（通常所说的外邪）分为：风、寒、暑、湿、燥、火（热）。其中风为载体，其他的分为寒、火（热）两大阵营，暑、湿、燥等因素随时可能与寒、火组合。

但在受寒的外感中，初期多表现为受寒的症状，比如流清涕、打喷嚏等。但是随着疾病的发展，由于身体的抵抗，在外邪深入的阶段，也会呈现热症，出现咽喉肿痛、痰黄、咳嗽、发烧等症状——现在多管这种情况叫风热感冒，其实这只是风寒感冒的一个阶段而已。

真正的风热感冒，多是直接开始嗓子不利、咽喉肿痛，这是因为体内津液不足，气血运行不畅，导致外邪直接从口鼻入侵。这种外感，并没有风寒感冒开始的受寒阶段，所以没有流清涕、打喷嚏、怕冷的阶段，而是直接嗓子痒、喉咙痛，然后就迅速发热、浑身酸痛、扁桃体发炎、痰黄、咳嗽。

这两种感冒，虽然在热证的阶段症状基本相同，可以用同一种方法——清热解毒的思路来治疗，比如我下面要讲的抗病毒口服液。但是最后的转归，也会有所不同。

外寒的感冒，往往热邪被清掉后，又回到外寒的状态，然后邪气才被彻底清除；而风热感冒，在热邪被清掉后，不会回到外寒阶段，而是出现燥热伤阴的状态，需要做滋阴扶正处理。

不知道您看到这里能否搞清楚？打个比方，风寒感冒和风热感冒，如同两条铁轨，它们在热证那里，有一段并行的经历，然后各奔东西。

在风寒感冒中，湿邪往往助纣为虐；而在风热感冒中，湿邪也会随时出现。

有朋友问：温热感冒，不是燥热伤津吗？津液不足了，怎么还会有湿邪呢？

您千万不要以为湿邪和津液是一种东西，湿邪是身体无法利用的液体阻碍气血运行了；而津液是身体已经利用的液体，是我们身体的一部分。

这就好比说，您家的小区，有饮用的自来水管道，有冲厕所的污水管道，两者都是在小区的地下通过。但是，千万不能在自来水没有水的时候说，我们的污水很多啊，不用补水的——这样的比喻您能够有个直观的了解了吗？

所以，人体有问题的时候，经常会出现湿气重，同时津液不足的情况。此时要先化湿气，还要滋补津液。这是一种很高明的处理方法。

这个抗病毒口服液，就体现着这样的思路。现在各地雾霾严重，湿气都比较重，很少有哪个城市的空气是很纯净的。如此，人体难免不受到影响。所以，湿气重，是非常普遍的问题。

因此，在抗病毒口服液的配方里，很难得地加入了石菖蒲、广藿香、郁金来芳香祛湿。这是温病理论的思路，在清热解毒的同时，加入芳香行气的药物，来祛除湿气。

同时，方子里面还加入生地黄这样的药物来滋阴生津。这就是要同时解决津液不足导致气血运行不畅的问题。

我们来看看这个中成药的配方：板蓝根、生石膏、芦荟、生地黄、郁金、知母、石菖蒲、广藿香、连翘。其中除去滋阴生津的生地黄，以及芳香祛湿的石菖蒲、广藿香、郁金，就是清热解毒的药物了，板蓝根、生石膏、芦荟、知母都是起这个作用的药物。

因此，这个方子的配伍是比较合理的。

✚ 风寒感冒出现热症时，也可以用抗病毒口服液

那么，抗病毒口服液到底是治疗哪种感冒的呢？

具体地说，它是治疗风热感冒的。但是，如果风寒感冒出现热症的时候，也可以使用，我建议最好配合一点儿疏散外寒的热药，比如喝点儿紫苏叶熬的水，或者喝点儿姜汤都是可以的。这种外感的热症，会出现发烧、咽喉肿痛、痰黄、浑身酸痛、脉数、舌质红等症状。

这个药，起初并没有引起我的重视，后来全国各地的湿气都开始重了，此药的优点才开始显露。因此我经常向不方便买中药方剂的朋友推荐。在雾霾较重的情况下，我还建议配合藿香正气水，效果不错。

还有的患者病情比较重，我也会让他多服用两支——虽然说明书写的是每次一支，但同样的方子，如果我们开出汤剂，熬出的药汁会多很多。因此，我觉得有时一支的量是不够的，所以我会建议病情较重的人每次服用两到三支。

至于此药为何起名抗病毒口服液，我一直是不解的。按照中医

的思路，无论病毒还是细菌，只要有热症，都可以使用此药；但如果是病毒与细菌引起的身体的寒症，则此药断不可用。

估计有朋友会问，这个药孩子能用吗？我查了一下，此药是有儿童剂型的。

很多朋友在出差、旅游途中，不方便熬中药，我觉得如果能把中成药使用好，也可以保护好自己的健康。

5. 身体湿重，外感病毒就会乘虚而入

✚ 什么是湿邪

疾病是一种状态，要么寒，要么热。这个寒、热又可以与湿相结合，使身体出现寒湿和湿热的状态，最明显的表现就是寒湿感冒和湿热感冒。

要弄清寒湿和湿热感冒，我们应该先来了解湿邪。

湿气从哪里来？它来自大自然，来自我们体内。

大自然湿气重了，比如桑拿天、江南水乡，整个大环境湿气都重，就会使人体出现相应的变化。

我们体内的湿气来源也很多，无度地饮茶、吃得太肥腻了，导致脾胃不能运化，都会产生湿气；有时阳气不足，也会导致湿气无法化去——本来喝的水就不多，代谢得更少。

但是，湿气本身并不是外感的病原体。我们称湿气为邪气，可湿气本身并不直接导致感冒，湿气的最大危害是让身体的运转异常；身体运转一异常，感冒病毒就会乘虚而入，最终使您感冒。

大家要了解：湿是六淫中唯一的有形之邪，其他外邪都可以和湿结合，比如暑湿、寒湿、湿热、风湿；只有燥和湿相反，所以没有结合。

本来是"湿为阴邪，非温不化"，但是这么一结合，湿也就出来寒热了。所以，在治疗湿气引起的感冒时，也要分清阴阳。分阴阳的思路大家要记住，这是中医的原则。

✚ 寒气和湿气一相交，人体抵抗力就会明显下降

如果寒气和湿气结合，导致人体功能紊乱，那么就会出现舌苔白厚、身体发冷、头晕头重、胸闷等问题。最明显的是脾胃出现问题，比如腹痛、欲呕、腹泻等，此时感冒病毒乘虚而入，就会形成我们通常说的寒湿感冒（如果脾胃症状严重，我们也称为胃肠型感冒）。

这时该如何调理呢？

中医的思路仍然是调阴阳，既然体内有寒，还有湿，我们只要

将寒湿赶出去，身体阴阳一平衡，病自然就好了，根本不用去想办法杀灭外感病毒。

其实，到今天为止，西医也没办法杀灭它。这种外感往往越是用抗生素就越重，很多人患上这种感冒后发烧，就去医院输液，结果，不仅高烧不退，人还越来越虚。

从这一点，大家可以看出中医养生和西医的不同，中医注重的是调理自身的状态，西医注重的是杀灭病毒。

为了更形象地说明这个问题，我们不妨将病毒比作小人，西医对待小人的方法是赶尽杀绝，不留后患。但小人能杀绝吗？不能。古往今来，小人总是层出不穷；而且更重要的是，您在杀灭小人的过程中，自己还会惨遭损失，历史上无数英雄没有战死沙场，最终却倒在了小人面前。

西医治病就是这样，西药在杀死病毒的同时，也有可能毁坏了自己的身体。

那中医是如何对待小人的呢？

中医认为一个人的周围之所以存在小人，是因为这个人的品德不好，比如他好虚荣、有贪欲、自私、嫉妒心太强等，这就如同他的身体有寒湿一样，本身就处在不平衡的状态，才给了小人可乘之机。

那么，怎样来对付这些小人呢？

方法很简单：一是不理睬他，不与他纠缠，也不想着如何去消灭他；二是迅速纠正自己的过失，调和阴阳。阴阳一调，身体运转正常了，小人一看，原来这是一位正人君子，他不与我纠缠，太没趣了，于是，小人就会扫兴离开，再去寻找别的人了。

智慧的人身边没有小人，因为他不给小人可乘之机。有时小人会蓄意进攻，造谣生事，但智者总是不理不睬；时间一长，谣言自消。所以说，谣言止于智者。

同样的道理，善于养生的人也从来不给病毒可乘之机，因为他们体内的阴阳总是处于平衡的状态，偶尔失调，自己稍一调整，就能让身体恢复平衡。

就以寒湿感冒为例，西医的思路是杀死病毒，中医的思路则是祛除体内的寒湿，不与病毒纠缠。

✚ 祛湿名方——藿香正气散

在《太平惠民和剂局方》里，老祖宗为我们提供了一个非常智慧的药方，叫藿香正气散。藿香正气散里有广藿香、紫苏叶、白芷、白术、陈皮、半夏曲、厚朴、茯苓、桔梗、甘草、大腹皮、大枣、生姜。

这个方子里面，广藿香是祛湿的，它通过香气来振奋体内的阳气，从而驱散湿气；白芷也起这样的作用；紫苏叶和生姜是温阳的，可以把寒邪赶出去；茯苓和大腹皮是泻湿的，可以把湿气排出去；陈皮和厚朴是行气的，用来振奋气机。整个方子都是在纠正身体寒湿的状态，而没有一味药是针对感冒病毒的。

那么这个方子有效果吗？

举个例子，我的一位朋友有一天突然给我打电话，说他们夫妻二人一起去南方旅游，结果刚到家她就开始腹泻、发烧，非常难受。她害怕得不得了，问我怎么办，是不是要去医院输液？我当时在电话里分析了一下她的情况，就问她还能行动吗。她说还可以。于是我就让她下楼去买藿香正气软胶囊服用。结果第二天，她就告诉我已经基本没有问题了。

可见此方见效很快。

✚ 使用藿香正气的诀窍

使用藿香正气有个诀窍：如果这个人腹泻，那么最好服用藿香正气丸或者软胶囊，因为这样药力偏下；如果是呕吐，最好服用藿香正气水，因为这样药力偏上；如果又吐又泻，则两者都用，这是我在应用中得出的经验。这个经验很管用，我身边的朋友都受益匪浅。

✚ 什么是湿热

有一种外感叫湿热感冒，症状往往是发烧、头晕、头重如同戴着帽子，有时也微微发冷、怕风、胸闷、尿不多且黄，最明显的指征是舌苔满布，有时还会呈现为淡淡的黄色。

此时，我们的治疗原则是：祛湿同时清热，切记不能用解毒的药物，因为湿气不除，解毒是没有多大作用的。

这个时候用清代名医吴鞠通的三仁汤比较好。三仁汤里有杏仁、白蔻仁、薏苡仁这三仁，加上半夏、飞滑石、竹叶、厚朴、通草几味药。如果舌苔黄，也可以加入少少的黄芩、黄连，量一定要少，三五克就可以了。

方子里的三仁都是祛湿的，其中杏仁开肺气，中医认为肺为水之上源；白蔻仁开中焦之气；薏苡仁泻下焦水湿。水湿一去，身体自然就恢复了。

根据我的体会，湿热感冒用三仁汤以后，往往是一两天就能解决问题了。

✚ 如何防治寒湿感冒和湿热感冒

那么，该怎么预防寒湿感冒和湿热感冒呢？

第一，不要受寒。晚上的时候注意不要让寒邪侵袭到自己，对天气的转变要有准备。

第二，注意湿气的影响。在经常下雨或湿气重的地方，要注意祛湿。怎么祛呢？可以去超市或中药店店买点儿白蔻仁，在菜快要做好的时候放入几颗，花椒等调料也别忘记放，因为这些都是燥湿的药物，可以提高我们身体的抗湿能力。

第三，注意锻炼。锻炼身体是提升阳气的关键，锻炼时出汗也是排除湿气的重要手段，而且在锻炼过程中，身体气血运行加快，这也是提高身体各个系统功能的一个好机会。

如果患了寒湿感冒或湿热感冒，又该怎么处理呢？

这类感冒，开始时多是鼻音重、流清鼻涕、打喷嚏、头重，这些都是寒湿重的表现，因此，可以用藿香正气水来治疗。我一般会让患者自己熬一点儿生姜汤，兑在一起喝。

具体方法是：切几片生姜，熬一碗水，开锅两三分钟即可，然后把藿香正气水兑入，一起喝。藿香正气水是祛湿解表的，对于体内有湿气、同时外表受寒的人有很好的效果。一般喝一天就会有效果；如果没有，那您就很可能是其他证型的感冒。

假如开始的时候没有注意，痰开始变黄了、发烧了，情况就不一样了，这说明体内已经有热。这时候证型就复杂了，有外寒、内热，加上湿气。

此时要用藿香、佩兰、薏苡仁等药物来祛湿；同时用双花、连翘、蒲公英、地丁来祛内热；再加上生姜、紫苏叶等药来祛外寒。

总之，要分成三个方向来调治，这样才可以驱散邪气，让身体恢复阴阳平衡。

6. 雾霾引起的外感，藿香正气散可以调理

✚ 雾霾与山岚瘴气有类似之处

为了躲避雾霾的危害，我将父母的住所迁到了海南，偶尔也会陪父母住几天。但我在海南居住几天后，再去其他城市，就会感觉喉咙不舒服，甚至整个呼吸系统都会感觉不适。

这是为什么呢？就是因为现在大部分城市的空气质量都不是很理想，雾霾是一个普遍的问题。

这时候，我们就特别容易出现呼吸系统的问题。

在这种雾霾问题很严重的情况下，中成药——藿香正气散就派上了用场。

这个方子，历史悠久，是宋朝《太平惠民和剂局方》里收录的方子。当年宋朝皇帝下诏让太医院把最有效的方子都搜集起来，印成书籍，刊行天下。这才使得这个方子广为流传。

古人除了会用此方来治疗伤寒之证外，还特别指出，此方可以治疗山岚瘴气引起的外感疾病。我认为，现在的雾霾与山岚瘴气有

类似之处。

如果分析雾霾的构成，您会发现特别复杂。雾霾里既有湿气，又有各种有害颗粒；有害颗粒与水湿之气结合就形成了雾霾。水湿之气是载体，与有害颗粒物结合后，水湿之气更不容易散去，成了规模，遮天蔽日，整日不散。

那为何此方会对这种不正之气有清除的作用呢？

在《成方便读》里，古人是这么论述的：

夫四时不正之气，与岚瘴疟疾等证，无不皆有中气不足者，方能受之。

这段话的意思是：不正之气为何能侵袭人体呢？一定是因为自身的中气不足。

而中虚之人，每多痰滞，然后无形之气，挟有形之痰，互结为患。

所以，中气不足之人，一定会有痰湿，然后外界的邪气会与痰湿结合，使人患病。

此外，当外环境中的湿气重时，体内湿气重的人就更容易发病。所以中气不足、痰湿重的人，在山岚瘴气的环境中更容易发病。

故此方以白术、甘草补土建中者，即以半夏、陈皮、茯苓化痰除湿继之。但不正之气，从口鼻而入者居多，故复以桔梗之宣肺，厚朴之平胃，以鼻通于肺，而口达乎胃也。藿香、紫苏、白芷，皆为芳香辛散之品，俱能发表宣里，辟恶祛邪；大腹皮独入脾胃，行水散满，破气宽中；加姜、枣以和营卫致津液，和中达表，如是则邪有不退气有不正者哉？

这个方子里，我们看不到清热解毒的药物，但却有很多醒脾祛湿的药物。这就是古人聪明的地方，只要把痰湿化掉，让外邪无所依靠，病邪自然就散去了。

《医方集解》里，是这样评价这个方子的：

此手太阴足阳明药也。藿香辛温，理气和中，辟恶止呕，兼治表里为君；苏、芷、桔梗，散寒利膈，佐之以发表邪；厚朴、大腹行水消满，橘皮、半夏散逆除痰，佐之以疏里滞；苓、术、甘草益脾祛湿，以辅正气为臣、使也。正气通畅，则邪逆自除矣。

现在如果有人患了感冒，我都会建议他在服用小柴胡颗粒、抗病毒口服液，或者双黄连口服液等中成药的同时，配合服用藿香正气。

✚ 如何选择藿香正气的剂型

藿香正气的剂型比较多，我们该选用哪种呢？

如果头痛、呕吐的症状明显，可以使用藿香正气水；如果腹泻、腹痛的症状明显的话，可以服用藿香正气丸；藿香正气胶囊对这两种情况都适用。

如果患了外感，并没有出现呕吐、头疼、腹泻等症状，但舌苔满布，色白厚腻，同时最近的天气有雾霾的话，我也建议加服藿香正气。

这个方子原本的服用方法是"每服二钱，水一盏，姜三片，枣一枚，同煎至七分，热服"。但生姜和大枣在不同的医书中用量不同，基本是生姜三到五片、大枣一两枚。

古人加姜、枣，是为了"和营卫致津液，和中达表"，现在的中成药中没有这两味药，所以治疗效果也略有削减。

我建议您在服用此药时，可以用三五片生姜和两枚大枣熬水，送服药丸；如果是藿香正气水，可以兑入姜枣水后服用。用这种方法服用此药后，会感觉身体暖暖的，甚至服药后会微微出汗，效果完全不同。

家长可以在孩子睡前用棉球蘸取藿香正气水，滴在肚脐处，并用创可贴覆盖，一夜过后，就会看到效果。

如果用生姜片烧水，然后把藿香正气水兑入其中，调和水温，用来泡脚，也会起到同样的作用。

7. 《伤寒论》里第一方：桂枝汤

➕ 桂枝汤适用于外感风寒的最初阶段

医圣张仲景的《伤寒论》中，桂枝汤是第一个方子，因为此方在组方上包含了很多治疗思路，甚至后世称此方为伤寒第一方。

那这个方子到底有什么奥妙，又和哪种类型的感冒相关呢？

我们必须清楚的是，一般情况下，桂枝汤用于外感风寒的最初阶段，张仲景称其为"太阳病"。太阳是外邪侵袭人体时，人体的第一道防护屏障，其次是阳明、少阳、太阴、少阴、厥阴。张仲景形象地讲述了人体在遇到外邪时的六道防护线，而太阳是第一道。

当然，其他疾病在治疗中，也会用到桂枝汤，但是一般在治疗外感风寒时，桂枝汤往往用在最初的阶段，外邪在体表的时候。

我希望您能关注以下这几个症状，这是桂枝汤适应证的辨证要点。

第一个需要关注的是"汗出"。

桂枝汤所治疗的外感，是正气不足引起的，我们称之为"表虚证"。这是外邪来袭后，想要反抗，却因身体正气不足，力量不足导致的证型。

此外，外感还有一种"表实证"，是麻黄汤主治的病证。这种情况下人体正气充足，奋力抗争，表现为高热，无汗。

"汗出"是我们判断是否是桂枝汤证的关键，其实这样的人不仅患了外感后会出汗，平时也经常自汗。

✚ 桂枝汤，适用于脾胃虚弱、正气不足，又感受了外邪的人

我们经常讲体质，有种体质叫气虚体质，这样的人面色㿠白，四肢无力，语音低微，神疲乏力，脾胃虚弱，稍微一运动就气喘吁

吁，自汗连连。

平时就气虚多汗，一旦感受风寒，外邪入侵，身体为了抵抗外邪，就开始调动气血运行，出现发热的表现。张仲景描述此时是阳浮而阴弱，这种气血加速运行的状态就是阳浮。

那阴弱是什么意思呢？张仲景认为"阴弱者汗自出"，此时的阴弱，不是阴不足，而是控制阴的能力变弱了。为了抗邪，阳气振奋，使得气血运行加快，可是控制阴的力量不足，收敛的力量不够，就会使汗液失去控制，不断流出，这就是桂枝汤证"汗出"的原因。

所以，桂枝汤所治疗的，一定是平时就脾胃虚弱，正气不足，又感受了外邪的病人。

其次，我们要关注的症状是"恶寒"和"恶风"。这就是我们患了风寒以后，怕冷、怕风的症状，是外感风寒的共同特点，在这里就不多讲了。

很多人认为"鼻鸣干呕"中的鼻鸣就是打喷嚏，我认为这样的解释不合理，因为早在《诗经》中就出现过"嚏"字，如果鼻鸣就是打喷嚏，汉代的张仲景完全可以直接写成"嚏"。

其实，鼻鸣是鼻腔堵塞的时候有鼻涕在里面，鼻部感觉不适，会试图在鼻腔后部使劲儿，把气往外喷，冲开鼻腔的堵塞，此时鼻腔就会发出尖锐的鼻鸣声。

如果您在感冒的时候，仔细体会，就会知道这个状态了。

我就是在读书时，感冒了，鼻腔反复出现这样的声音，才恍悟张仲景讲的鼻鸣是什么。

所谓干呕，是由于鼻腔不通畅，与鼻腔连接的咽喉部也会出现不适，稍有刺激，就会出现干呕的症状。这在外感风寒的时候是经常出现的。

那此时的舌象应该是什么样的呢？

由于此类人多有气虚的表现，所以舌边会有齿痕，舌体胖大，舌苔白，甚至舌苔满布，舌质的颜色一定是淡白的，而不是鲜红的。

此时的脉象，应该是浮数，重按无力。

✚ 服用桂枝汤要注意什么

其实桂枝汤的组成非常简单，桂枝三两、白芍三两、炙甘草二两、生姜三两、大枣十二枚。

这是张仲景当年使用的分量，我平时习惯用这样的量：桂枝三十克、白芍三十克、炙甘草二十克、生姜五片、大枣七枚（掰开）。

需要注意的是，这个药并不是熬好后就直接喝下去，张仲景说，这个药要一点一点地喝，只要感觉身体微微出汗，剩下的药就可以不喝了。

原文是这样的：

以水七升，微火煮取三升，去滓，适寒温，服一升，服已须臾，啜热稀粥一升余，以助药力。温覆令一时许，遍身漐漐微似有汗者益佳，不可令如水流漓，病必不除。若一服汗出，病差，停后服，不必尽剂。若不汗，更服依前法。又不汗，后服小促其间，半日许，令三服尽。若病重者，一日一夜服，周时观之，服一剂尽，病证犹在者，更作服。若汗不出，乃服至二三剂。禁生冷、粘滑、肉面、五辛、酒酪、臭恶等物。

这段文字特别重要，里面包含了很多内容，后世中医从中悟出太多的道理。我们一点点来讲。

首先，药熬好以后，不是全部都喝了，而是先喝一小部分，看看是否出汗。如果微微出汗，就代表气血运行通畅了；一旦气血畅通，意味着药效就起作用了，剩下的药，就不必再服用了。如果没有出汗，再喝下剩余部分，直到出汗为止。

这就是中医科学的地方，在治疗外感急症的时候，这种服药方法使得患者服用的药量正好适合自己的身体。这让我不得不佩服古人的智慧。

喝了桂枝汤后，还要喝一碗热粥。这也是张仲景高明的地方。其实桂枝汤的重点是调理内脏的不平衡，着眼点在脾胃。脾胃之气不足，营卫之气就会紊乱，所以张仲景让患者喝完桂枝汤后，喝一碗热粥来滋补脾胃。

用张仲景的话来说，就是"以助药力"，一方面借热粥的温热来促进散寒，另一方面借助谷物之气来滋补脾胃。

张仲景认为，在服用此类药物后，一定不能被冷风吹到，最好盖着被子躺着。有经验的中医认为最好把脸盖上，这样才更容易出汗。

我认为盖脸的主要作用是给鼻子保暖，只要鼻子暖了，人就更容易出汗。因为鼻子也是感受温度的器官。如果身边没有被子，多披一件衣服也是可以的，主要是不要被冷风吹到，不要喝完药汤就出门。

另外，一定不要发大汗，微微汗出即可。因为微微汗出代表着气血通畅，阴阳调和。

我们并不是为了发汗而发汗，此时的主要矛盾是患者的正气不足，阳浮阴弱，阴阳、营卫不调和。

张仲景说："禁生冷、粘滑、肉面、五辛、酒酪、臭恶等物。"因为这些东西会影响脾胃的功能，后世的医家就是从张仲景这开始关注此事的。

黏食是非常不好的，甚至有中医认为，黏食会导致很多疾病，也有患者向我反映不吃黏食之后，身体好了很多。

我认为这主要是脾胃虚弱之人无力运化的缘故，桂枝汤证的患者基本都是脾胃虚弱之人，黏食更应该少吃或不吃。

关于肉面，平时吃是可以的，此时不可多吃。因为肉面助湿，当然吃馒头是没有问题的，这里指的是湿面。并且患病时期要清淡饮食，吃肉不但会增加脾胃负担，化痰生湿，还有碍药物吸收。

五辛指的是各种辛香、辛辣的食物。过去道家将韭、薤（xiè）、蒜、兴渠、胡荽等五辛列为禁食，练形家则以小蒜、大蒜、薤、兴

渠、胡荽等五辛为禁食。因为此时患者阳气已浮，阴气尚弱，五辛
会影响气血运行，阻碍两者的调和。

而张仲景说的"酒酪、臭恶等物"，其实主要指的是发酵食品。
发酵之物多有阴凉之性，很少有什么东西是在烈日下暴晒发酵的，
发酵多需要在寒湿的环境下进行。现在很多阳虚之人吃酸奶后觉得
胃脘冷痛，就是这个道理。当然，平时我们是可以吃发酵之物的。

以上是张仲景在桂枝汤服用方法上提出的注意事项，后世的中
医根据这些内容，引申出了服用中药的各种禁忌，这都是医圣张仲
景给我们开辟的思路。

在治疗外感病的时候，张仲景提出的这些注意事项，我们更要
谨记于心。其中的道理，我就讲这么多，大家可以思考一下。

8. 三仁汤：南方湿气重引起的外感怎么办

✚ 三仁汤：清代著名温病学家吴鞠通的祛湿热名方

冬天的北方是非常干冷的，又因为大多室内有暖气，房间里更是
干燥得很，很多人家里甚至需要配加湿器，或者在房间里放一盆水。

但在南方，情况就完全不同了，一年四季湿气都是比较重的。尤其是华南地区，湿气非常重，虽然当地人会说冬天已经是一年中最干燥的季节了，但是从北方来的人还是会明显感受到湿气。

因此，在考虑健康和疾病的话题时，就不能说全国是一个样的。

比如，华北和华南同一时期的流感就会有完全不同的证候出现，而调理的方式也是完全不同的。

下面我介绍一下清除湿热的方子，三仁汤。

三仁汤这个方子，是清代著名的温病学家吴鞠通创立的。他本来是准备考科举的，但因为老父亲生病，医生治疗无效，最后连患的是什么病都没搞清楚老人就去世了。吴鞠通痛恨自己不懂医学，作为儿子"尚有何脸面立于天地之间"，于是发奋学医，最终成为一代中医大师。

三仁汤是吴鞠通用来治疗湿温初起或者暑温夹湿之证的，但特点是湿重于热。

也就是说，当您的外感病是因为湿热引起，或者呈现出湿热特征的时候，可以用这个方子。至于是不是"湿重于热"，则没有那么重要，因为如果热重，可以通过加上一点儿清热的中药来解决。

您一定要搞清楚，三仁汤是治疗湿热的方子，对于寒湿，我们有藿香正气散等方子，两者会有些不同。

✚ 湿热为患，有哪些表现

那么，湿热为患，会有哪些特征呢？

头痛：

此时会感觉头胀胀的，像是很沉重，思考不清楚，头脑不敏锐，很昏沉。这是湿气、浊气在上，蒙蔽清窍、阻碍气机的缘故。

怕冷恶寒：

像所有外感一样，此时有怕冷的感觉，即使在很温暖的天气里，也觉得怕风、怕冷。

身重疼痛、肢体倦怠：

此时身体会觉得特别困重，没有力气，感觉懒懒的，甚至肌肉酸痛。因为湿气阻塞经络通行，弥漫三焦，气机流通不畅，所以身体困重。

面色淡黄：

此时面色不是平时的红润，而是会泛着淡黄的颜色，在光线不足的地方或者某些角度下，会尤其明显。

胸闷不饥：

没有胃口，甚至吃饭后会觉得恶心，觉得脘腹满闷。这是湿气困脾的缘故，脾为土脏，土本克水，但是湿气泛滥，犹如洪水冲破堤岸，所以湿重困脾。

午后身热：

有的患者在下午的时候，发热会更加严重，因为此时阳气开始减弱，湿气的干扰开始明显。

苔白厚腻：

看舌象是诊断湿热最重要的诊断方式。湿气重的人，舌苔厚腻满布，铺满整个舌头，但是也有的舌苔不是那么厚腻，而是薄白的，所以，共同的特征就是舌苔满布。还会出现水滑。所谓水滑就是舌苔上唾液多。如果热症重了，舌苔会有些发黄，这个时候就要增加清热的药物了。

脉弦细而濡：

弦细是因为气机不畅，正气不足，而濡脉则体现了湿重的特点。

当出现上面这些症状的时候，我们再结合当地的天气，如果发现周围是雾蒙蒙的，水湿很重，则可以根据实际情况来判断。

我觉得，对周围环境的观察是至关重要的。有很多朋友在微博里求医问药，我很难知道您那里的气候如何，信息就会收集不全。实际上，真正看病的时候，外地来的患者，我都要询问他发病时当地的气候如何——这是非常重要的诊断信息，您一定要知道。

✚ 三仁汤里的药有何神奇之处

那么，这个三仁汤都是什么药物组成的呢？

三仁汤的大致成分是这样的：杏仁、法半夏各十五克，飞滑石、生薏苡仁各十八克，白通草、白蔻仁、竹叶、厚朴各六克。

现在我的用量大致是这样的：杏仁九克，生薏苡仁十八克，白蔻仁、法半夏、白通草、淡竹叶各六克，厚朴三克。我一般不加飞滑石。

在具体运用的时候，我会给方子这样标注：

杏仁九克（捣），生薏苡仁十八克，白蔻仁六克（捣），法半夏、白通草、淡竹叶各六克，厚朴三克。

吴鞠通的熬药方法是八碗水，熬剩三碗，一天服用三次，一次一碗。

我们可以这样做，大火开锅，小火熬半个小时，在关火前十五分钟，把杏仁和白蔻仁下入，十五分钟后关火。

这个方子的特点是宣畅三焦，采用三焦分消的方法，宣上、畅中、渗下。

其中重点在肺经，因为肺主一身之气，肺为水之上源，肺气一开，一身之水气皆化。

所以方子里面最主要的药物是杏仁，杏仁宣利上焦肺气，气行则湿化。

而白蔻仁芳香化湿，作用在中焦，振奋脾胃之气，行气宽中，通过畅中焦之脾气而祛除水湿。

生薏苡仁甘淡性寒，渗湿利水而健脾，使湿热从下焦而去。

这就是方名所讲的"三仁"。三仁合用，三焦分消，共同作为君药。

此外，方子中的飞滑石、通草、竹叶甘寒淡渗，加强君药利湿清热之功，尤其是竹叶，在前面这些药祛湿的基础上，来清除热邪；湿气去掉后，热邪更容易清除，所以配合上一点儿竹叶即可。如果热邪重了，我们通常还会配合连翘、双花等其他药物。方子里面半夏、厚朴行气化湿，散结除满。

三仁汤这个方子的思路，特别能体现中医的特点——当人体内部湿气很重，导致感染外邪，出现热症的时候，我们并不是着眼于如何杀灭外邪，而是致力于祛除湿气；湿气没了，外邪的生存条件被破坏了，就很难生存了。

这就好比是，我们体内的湿气，无论是外因还是内因导致的，总之越来越多，最终形成了一座"桥"，外邪通过这座"桥"进入我们的身体内部。此时，我们不是站在"桥头"去消灭外邪，而是把这座"桥"给拆除，这样，外邪就进不来了。

只要确实属于湿热的情况，这个方子应用起来立竿见影。

我曾经见过这样的老人，在重症监护室住着，因肺病抢救，高烧不退，西医用顶级的抗生素输液二十来天，没有效果。但因为顶级的已经用上了，就没有什么药可以用了，于是停药，放弃治疗。

当时家属问我的意见，我看老人舌苔很厚，说西医停掉输液正好，我们可以用祛湿的方法，于是让他们用三仁汤，并且加上了双花和连翘。

结果老人吃了三服药就退烧了，又用了三服巩固疗效，就没有问题了。

这样的例子，每个中医都能讲出很多很多。实际上，这个方子的最大意义，就是给了我们一个思路。在这个思路里，可以选择的药物是非常多的，因此中医会根据实际情况来选择药物。

当湿气郁结比较严重，舌苔很厚腻的时候，我会增加藿香六克、佩兰六克，芳香祛秽，效果更好。

下面我通过一个病例再来讲讲这个方子。

一位老人，因高烧入住当地中医院，影像学检查后诊断为间质性肺炎，并且患者的白细胞计数很高。医生用清热解毒的院内制剂，配合头孢类抗生素为患者治疗。十天后，患者高热已去，改为低热，但影像学检查显示肺内还没有任何好转。于是医生给患者停用抗生素，继续用院内制剂治疗。

这时候，我发现老人舌苔白且厚腻，而院内制剂中基本是清热解毒的寒凉之药，我感觉这样的用药似乎不妥。

问及患者发热情况，是每天下午最为严重，上午和晚上都比较平稳。

在中医里，外感下午发热，大抵有这样几种可能：

一是阳明腑实导致的日晡（bū）潮热，这里的日晡是指下午三点到五点。而阳明腑实证，是热结肠中，肠胃燥热引起的，经常伴有腹满硬痛，拒按，大便燥结，舌苔黄燥的症状。此时急需泻热存津，中医有很多方剂可以治疗这种病证。

对于这种情况，吴鞠通说："不可见其中满不饥，以为停滞而下之；下伤脾胃，湿邪乘势下注，则为洞泄。"他的意思是，此时不要以为胃肠有积滞，就用泻下之药；一旦泻下，后果不堪设想。

第二种情况是阴虚，但阴虚引起的发热，往往比日晡潮热的发热时间要晚一点儿，而且越晚发热越严重。此时患者的舌质一定是红的，舌苔很薄，或者根本没有舌苔。而这位患者舌苔白腻，显然不是阴虚引起的发热。

吴鞠通讲到这里的时候，特别强调：

不可见其午后身热，以为阴虚而用柔药润之，湿为胶滞阴邪，再加柔润阴药，两阴相合，则有锢结不解之势。

这句话的意思是，此时不可滋阴，如果滋阴，反而会耽误病情。

吴鞠通认为，这种情况有三个禁忌，前面已经讲了两个，第三个禁忌是勿汗。吴鞠通说："不可见其头痛恶寒，以为伤寒而汗之，汗伤心阳，则神昏耳聋，甚则目瞑不欲言。"意思是不要以为外寒就一定要发汗。因为湿温属于热证，而发汗必用大热之药，与病证相反。

在此基础上，我又加了一个禁忌，就是不要使用苦寒之药。

很多人认为这是热证，需要清热解毒，其实这是错的。此时体内有湿气，而且湿气很重；如果把湿气散去，热邪就很容易散掉。但如果用大量的苦寒之药，则会使湿气难以祛除，导致"冰伏"，使得病情缠绵不愈。

中医大师赵绍琴老先生特别重视此事，他治疗过很多湿温之病，对此感触颇深。

第三种可以引起下午发热的病因是湿温，这种湿热病证引起的发热，热度往往不高，但患者舌苔厚腻，胃口不佳，胸闷呕逆，头身困重。

这恰好与这位老人的证候吻合。患者的家属还说患者大便不成形，比较黏腻，这也是湿热病证的典型表现。根据患者的这些症状，我基本判断此病乃湿热为患。

其实，医院的前期治疗，已经控制了体温，稳定了病情，是有效的。但是现在湿热明显，继续服用寒凉之药，就不妥了。

于是，我建议他们不要再喝中医院开的清热解毒之药了，改用自己熬的三仁汤加藿香、佩兰各六克服用。

结果一服药后患者就退烧了；又继续服药两天，患者就出院了。出院后我又让他用扶正化痰之药来善后。

此事令我再次认识到舌诊的重要性。如果能仔细分析舌象，就更容易在早期辨别出这种湿热之证，更有针对性地施治。

在了解了这个方子之后，我们也必须明白，湿气有从外而来者，但之所以能够进入我们身体，是自己正气不足、脾气虚衰导致的；而内生的湿气，则与自己平时肥甘厚味、饮食劳倦有关。

因此，在南方生活的人，平时补足正气、及时祛湿很关键。

我在新加坡去过的每一家饭店里，几乎都有薏米饮料，这似乎是那里最常见的饮料了，这就是祛除湿热的。遗憾的是，我们却没有把这个东西变成产品。

此外，经常食用一点儿具有芳香行气特点的食品，比如金橘、佛手柑、陈皮制品等，也有祛湿的作用。而赤小豆、冬瓜等食品，也有祛湿的作用，平时可以食用。经常进行体育运动可以调畅经络，排出湿气，提升正气，也是非常好的祛湿方式。

必须分清楚的是，如果是寒流来袭，寒湿为患，导致出现腹泻、呕吐、脘腹疼痛等症状的时候，不能用三仁汤，因为这里面有清热的成分。

9. 流感的热症，可以参考"仙方" ——普济消毒饮

✚ 流感病毒会导致咽喉肿痛吗

几乎每一年，都会有流感出现。

很多朋友和我说，自己有时也没有受寒，就直接咽喉肿痛了。其实我觉得是您对自己的身体体会不够，如果每次都细心体会，您会发现一定是有受寒的第一阶段的。只是有的时候这个阶段非常短，半天或者一天就过去了。

如果您能及时抓住第一阶段，基本就可以凭借怀山药糊糊解决问题，很少有例外。但如果您没有抓住第一阶段，外邪就会开始进入身体，导致您出现热症，并开始咽喉肿痛、浑身酸痛，或有发烧、痰黄等症。

下面，我就给大家介绍一下咽喉肿痛的问题。

实际上在中医里，咽与喉是完全不同的两个位置。按照部位讲，喉在下在前，在喉结的位置。在冬天，如果这个部位被寒风吹到，喉咙就会突然开始肿痛，有的人还会有喉头水肿，严重了会导致窒息，甚至毙命。通常，这种情况在北方出现较多，具体调理的方子，可以用本书第 222 页我详细讲解的喉科大师耿鉴庭的丹栀射郁汤，一两剂即愈。

而咽部位置在上在后，热结多表现为扁桃体红肿，在咽唾沫的时候，会感觉口腔的后部和鼻腔连接的地方也会疼痛。其实，这就是我们常说的扁桃体发炎。这种扁桃体炎，往往是流感导致的一个后果。

其实流感病毒本身并不会导致咽喉肿痛，只有当病毒感染引起身体失调，出现细菌感染，才会导致咽喉肿痛。

✚ 当病毒感染和细菌感染结合，怎么办

病毒感染和细菌感染的结合，会让流感变得复杂。本来流感是不需要用抗生素的，如果伴随细菌感染，在严重的时候，是可以使用抗生素的。

其实，中医也有自己的方法，效果非常好。如果应用得当，可以立刻解除病情。

有一次，我母亲患了流感。我本来给老人住的地方准备了怀山药粉，但是在患流感的第一时间，她也想不起来冲怀山药糊糊喝。所以，等到她打喷嚏两三天后，就出现了咽部肿痛的情况，左侧扁桃体疼得厉害。

对此，我非常担忧，因为老人的小问题，稍有不慎，就会变成大麻烦。

当时我母亲说，到了晚上，她的嗓子痛得非常厉害，痛得睡不着觉。于是，她就起来，给自己针灸，扎了若干针，第二天仍旧没有缓解，可见外邪来势汹汹。

最开始，她没有给我讲这个事情，怕影响到我。正好我前去看望父母，发现了这个问题，于是立刻抓了药，用的就是我常用的解毒方子——李东垣的普济消毒饮。

我告诉母亲只喝一服，不必多用，一服必好。母亲当晚服下，第二天咽部疼痛消除。

✚ 普济消毒饮为什么被老百姓称为"仙方"

这个方子为何这么有效呢？

这个方子，是金元时期的中医大师李东垣所创立的。

当时瘟疫流行，具体的症状就是头面肿大，这个瘟疫在当时叫大头瘟。据文献记载:"泰和二年四月,民多疫疠,初觉憎寒体重,次传头面肿盛,目不能开,上喘,咽喉不利,舌干口燥,俗云大头天行。"

当时老百姓病得都很重,"亲戚不相访问",亲属之间都不敢互相串门,感染上的人,大多数都死了。

为了治疗这次瘟疫,李东垣创立了普济消毒饮,"遂处此方,服尽愈"。此方众人服用后,疗效非常好,从此流传天下,被刻在交通路口的石碑上,百姓称之为"仙方"。

这个方子在原书的分量如下:

黄芩十五克、黄连十五克、陈皮六克、甘草六克、玄参六克、柴胡六克、桔梗六克、连翘三克、板蓝根三克、马勃三克、牛蒡子三克、薄荷三克、僵蚕二克、升麻二克。

如果出现咽部肿痛问题,也就是扁桃体肿痛严重的情况,大多数人是可以用蒲地蓝口服液、双黄连口服液等中成药处理的。

但是,如果咽部肿痛得厉害,或者疼痛得难以忍受之人,我觉得可以把普济消毒饮改变剂量服用。

剂量如下:

黄芩十二克、黄连六克、陈皮六克、甘草六克、玄参九克、柴胡六克、桔梗六克、连翘十五克、板蓝根九克、马勃六克、牛蒡子九克、薄荷六克、僵蚕九克、升麻三克。

一般一服即可。

切记孕妇忌服。

需要注意的是，方子中的马勃，在很多药店都买不到，如果实在没有，去掉后服用此方也是可以的。我给母亲的方子里，也是没有马勃的。

对于这个方子的应用，李东垣大致是这样解释的：

用黄芩、黄连味苦寒，泻心肺间热以为君；玄参苦寒，橘红苦辛，甘草甘寒，泻火补气以为臣；连翘、泰粘子（牛蒡子）、薄荷苦辛平，板蓝根味苦寒，马勃、白僵蚕味苦平，散肿消毒定喘以为佐；升麻、柴胡苦平，行少阳、阳明二经之阳气不得伸；桔梗辛温为舟楫，不令下行，为载也。

虽然此方在古代是用于治疗大头瘟的，但现在，我们可以借鉴来治疗各种上焦热毒壅结，症状是恶寒发热，头面红肿灼痛，目不能开，咽喉不利，舌燥口渴，舌红苔白兼黄，脉浮数有力的情况。现在本方常用于治疗丹毒、腮腺炎、急性扁桃体炎、严重呼吸道感染、淋巴结炎伴淋巴管回流障碍等属风热邪毒为患的情况。

一般情况下，对于流感引起的严重咽部肿痛，我觉得一服应该足够了，不必多用。每次可以喝一小碗，一天喝三次，饭后服用。一旦咽部疼痛消除，就可以换其他中成药善后了。

我也曾用此方救急，解决了自己的问题。

那时我连着走了几个雾霾严重的城市，有一天突然感觉咽喉不适，因为要讲课，也无法顾及咽喉的问题。结果第二天早晨起来，我发现咽部红肿严重，整个上焦极度不适。后来我的咽部肿痛愈加严重，说话沙哑、困难，几乎无法发声。

　　我很少遇到这样的情况，当时感觉毒邪来势凶猛，咽喉的红肿也超出我的想象。可是，当天下午仍然有课要讲，我已经开始考虑是否要打电话通知停课。

　　后来我想到了此方，于是连忙去药店抓药，熬好后喝了一次。喝完后仍难以说话，我带了剩下的药汤提前到了教室，见到工作人员的时候，我说话仍然有些吃力。

　　于是，我不断地喝。没想到两小时后嗓音渐开，居然可以正常讲课。课后，我的咽喉已基本痊愈。我当时就发了一条微博："感谢东垣先师立此良法！"

　　这样的经历很痛苦，我不想有第二次。但是，这次经历也让我深深领略到了此方的力道。其实，这个方子在中医界广为应用，很多中医在治疗外感的时候，都会参考此方。通常，中医在治疗外感热证时，都会将此方拆开，按照自己的思路组合。

　　可以说，此方给我们提供了很多治疗的思路。在遇到对症的患者时，我们也会按照原方来用。

　　但要注意的是，此方一定是在有热的时候才可以服用。因为方子里都是寒凉之药，阳虚的人要慎用。在用过此方之后，热毒一旦解掉，就要换其他平和的方子，不可长期使用这样寒凉的方子。

　　我的经验是，现在外邪越来越盛，遇到热毒壅盛的情况会越来越多，如果遇到患者上焦热盛、高烧不退、咽喉红肿、上呼吸道感染严重、痰黄、舌红苔黄、脉搏跳动很快等问题，且一般常规治疗手段使用后都无效，局面僵持的情况下，可以考虑李东垣的普济消毒饮。

这个方子的配伍经典，可以打开郁结，将热毒消散，令身体恢复。在流感盛行之时，如果引起了咽部热毒壅盛的情况，病情比较严重、比较痛苦的话，也可以用此方扭转局面，一般一服即可。

总之，在流感季节，很多家庭都是一个接着一个地患病，很多幼儿园和学校都是孩子接连缺席。此时，我们应该多学习一些古老的中医方法，很多方法都非常有效，这样不但可以大大减轻医疗单位的压力，自己也会少承受一些患病的痛苦。

10. 防风通圣散：
金元时代名医刘完素的经方

✚ 防风通圣散，专治"寒包火"

一旦爆发流感，很多地方防风通圣颗粒或者防风通圣丸就会卖断货。

这到底是一个什么方子，在什么情况下才可以应用呢？有的地方流传"有病没病，防风通圣"，这是真的吗？

下面，我就给大家介绍一下这个方子。此方是金元时代的中医大师刘完素所立，这位刘完素是中医界的大名人，主要生活在河北的河间一带。

他二十五岁的时候母亲患病，他数次请医生来给母亲看病，医生都不来，最终他的母亲去世了。而他因此奋起学医，后来成了一代大师，也是金元四大家之首。

刘完素有一个学生叫荆山浮屠，荆山浮屠有一个弟子叫罗知悌，这位罗知悌培养了金元四大家的朱丹溪。

刘完素是一位治疗温热病的高手，对后世的温病学派有很大的影响。他的方子出来以后，被大家广泛应用，金元时期的医家临床中，随处可见此方的思路——表里双解。

这个思路具有解表攻里、发汗达表、疏风退热之功效。治疗的症状，就是外寒里热，被老百姓俗称为"寒包火"，也叫表里俱实证。

✚ 只有正气充足的人才可以使用此方

需要注意的是，只有正气充足的人才可以使用此方，也就是身体壮实之人。

一旦您患了外感，就进入了外寒里热的状态。

此时的主要症状有：憎寒、壮热，也就是发烧，但是无汗。这属于表实之证，是身体对外寒的一种剧烈抵抗。

同时，这样的人也伴有里热存在，所以会有口苦咽干、二便秘涩的症状。要注意，服用此方的人，大便是干结的，小便也是短少的。如果是正在腹泻，或者大便不成形之人，则不可以使用此方。

这类人的舌象往往会呈红色，舌苔黄腻，脉数。

此方中的防风、荆芥、麻黄，都是散外寒所用；方中的薄荷、栀子、连翘、生石膏、黄芩，用于清里热；桔梗可理肺气。方中的大黄、芒硝通畅肠道，泻热通便；滑石是通利小便的，两者配合，可使得热邪从大小便排出。

除此之外，方中还加入了芍药、当归、川芎，用于养血扶正，而白术则用于培土生金，配合甘草和中。

这些药配合起来，可起到发汗达表、疏风退热的功效。

原方中，扶正药物的分量都比较小，是为了防止阻碍散寒清热的药力。严格来说，此方祛邪的力量大，扶正只是配合而已。

因为大部分人在患外感的最初阶段都会错过，当人们发现自己感冒时，往往已经进入第二个阶段——外寒里热阶段。这个阶段是人们最关注的阶段，所以此方在过去应用得比较广泛。

但现在身体壮实的人比较少，因此，防风通圣的适用范围比过去小了一些。那些正气不足，一旦外感就会虚汗连连的人，就不适合服用此方。

此外，在应用此方时也要注意，只有确实有外寒，同时热结在内，且大便秘结不通之人，用这个方子才是合适的。

✚ 一定是体内有热结的人才可以用此方

现在，此方的应用比较广泛，日本药店就有此方的中成药销售。通常，日本人用它来减肥。但我认为，此方一定是体内有热结的人才可以用，不是所有人都可以用它减肥的。

还有一些人用它来治疗皮肤病，这是合理的。因为此方可以疏散皮肤，清泻里热，对于一些常见的皮肤问题，确实会有很好的作用。

我的经验是，有的人因为某些时候吃多了，或者吃了很多辛辣食物，会出现鼻头红的情况。这种病证，多数是由脾胃积滞，导滞化热，蕴积于肺胃之间所致。此时使用此方，立竿见影。

记得我当年在读书的时候，看到一个同学鼻头红红的，我就给他推荐了防风通圣丸。结果，他服用后，很开心地告诉我，他的鼻头很快就好了。

✚ 没有一种药物，是所有人在同一时间都可以服用的

防风通圣散是一个名方，在外感的治疗中疗效不错。

但是，现在有的地方，大家用药都是"一窝蜂"。一旦流感来临，大家疯传某药起作用，于是就都去买来服用，这是不好的。

其实当您了解了方子的应用之后，就知道什么样的人、在什么阶段可以服用它了。防风通圣丸一定是外寒里热，同时是表里俱实，

没有虚证的情况下才可以使用。

大家一定要清楚，没有一种药物，是所有的人在同一时间都可以服用的，这就是中医的调理之道。

11. 肾亏也会引起外感

✚ 有一种外感叫"夹色伤寒"

在古代，人们认为纵欲过度会引起肾虚；而肾虚之人在性生活过程中或性生活过后，肾精会更加亏虚，更容易感受外邪。比如肾虚的人受寒后外邪会直入少阴，病情更加严重。

古人将这种病证称作"夹色伤寒"，这种病并不像大家认为的那样，只有男性会患上，很多女性也会患上。

对于"夹色伤寒"，其实古人也有争议。比如，喻嘉言就曾告诉他的弟子并无此证，他认为肾虚的人感受外邪后只是比普通人重一些而已。

有很多医生也多采用温阳祛寒的方法治此病，选用的方剂基本是张仲景的麻黄附子细辛汤、真武汤、四逆汤等。

刚开始学医的时候，我对此事也将信将疑，但经过一段时间的临床后，见过数例病患，我认为此证确实存在。

下面我就先讲个病例。

我老家有一个朋友，离婚后至今未再婚。但因为他太出色了，不仅事业有成，人也英俊潇洒，所以一把年纪仍有很多女孩子对其倾心。有一次，他突然打电话给我，说自己感冒了，咽喉肿痛，吃东西都很吃力。我问他究竟是咽喉部位疼痛还是扁桃体两侧痛，他告诉我都痛，但扁桃体疼痛更重一些。

我认为他的病情虽然严重，但病证比较简单，主要是热毒壅结于咽喉。对于此证，最有效的方剂莫过于李东垣的普济消毒饮，此方一般服用一服药，症状基本就会消除。于是，我颇为自信地推荐我的这位朋友服用这个方子。

但他服用完一服药后，没有一点儿效果，症状丝毫没有改变。

这让我很困惑，同时也觉得自己的诊断可能太轻率了，于是我约了朋友为他当面诊治。经过四诊合参的辨证后，我发现之前的诊断是不对的。

仔细询问后得知，我朋友最近结交了一个新女友，同房次数颇多。当时我心中浮现的就是明代名医张景岳治疗王蓬雀所患喉痹证的医案。

张景岳记载：

余友王蓬雀，年出三旬，初未识面。因患喉痹十余日，延余诊视。见其头面浮大，喉颈粗极，气急声哑，咽肿口疮，痛楚之甚，一婢倚背，坐而不卧者，累日矣。及察其脉，则细数微弱之甚。问其言，则声微似不能振者。询其所服之药，则无非芩、连、栀、柏之属。此盖以伤阴而起，而复为寒凉所逼，以致寒盛于下，而格阳于上。即水饮之类俱已难入，而尤畏烦热。余曰：危哉，再迟半日，必不救矣。遂与镇阴煎，以冷水顿冷，徐徐使咽之。用毕一煎，过宿而头项肿痛尽消如失。余次早见之，则癯然一瘦质耳，何昨日之巍然也。遂继用五福饮之类，数剂而起。疑者，始皆骇服。自后，感余再生，遂成莫逆。

患者头面肿大，咽喉肿痛，张景岳认为这是虚证，用镇阴煎为其进行治疗，方中用了大量熟地滋补肾精，然后配合附子、肉桂助阳，引火归元。将上焦浮热降下来后，病证一天就逆转了。

✚ "邪之所凑，其气必虚"

张景岳的这个医案，并不完全是外感引起的，但与外感症状非常类似。而这种上焦的热症，很容易让外邪入侵，引发外感。这其实就是"夹色伤寒"。

《黄帝内经》中讲到的"邪之所凑，其气必虚"，就是这个道理。

于是，我建议朋友服用镇阴煎进行调理，他喝了一服药后，咽喉部的肿痛就基本消失了。这时候感冒的症状才慢慢显露出来。我又用治疗感冒的思路，给他开了三服药，他吃完身体就好了。

张景岳的这种治疗思路，就是对前人所述"夹色伤寒"的补充。

在张景岳之前，医者多从温阳论治，而张景岳补充了肾精亏虚的状况，使治疗效果更为显著了。

我曾多次强调过肾精充足的重要性。张景岳也曾说：

人之始生，本乎精血之原；人之既生，由乎水谷之养。非精血，无以充形体之基；非水谷，无以成形体之壮。

中医理论认为，肾精属于阴，曾有很多医家把精与阴混为一谈。人体内的血、津、液等物质都属阴，但我一直认为，肾精应该处于阴阳之间。因为肾精的作用太重要了，不仅可以化生阴阳，还可以繁衍生殖、生长发育、生髓化血、濡润脏腑，为生命之根基。

古人一直习惯"精气"并称，认为精是人体的本源之气。其实中医的很多概念，也在逐渐变化，如果我们对中医的认识还是一成不变，就很容易出现偏差。比如，滋阴，我们用的多是生地、沙参、麦冬、天冬、石斛、玉竹等清凉之药；而养血，则多用当归，血也属阴，按照滋阴药的药性来讲，当归的药性应该也偏凉，可是当归药性偏温，多服反而易生燥热。因此，现在中医对滋阴、养血、填精，已经有了新的认识。

我们对外感的治疗也不能只停留在单纯清热解表的阶段，对于肾精不足引起的"夹色伤寒"，则应更重视培补肾精。

我为何一再提起肾精的重要性呢？因为我发现现在肾精亏虚的人太多了。

首先，现代人容易纵欲伤精，我读博士时的同学彭鑫不断写文章呼吁大家重视对肾精的保护。但很多反中医的人对此颇为反感，认为这样的说法不科学。但事实证明，古人的经验不容忽视。

其次，现代人熬夜太多，熬夜会伤害身体，伤及肾精。现在很多年轻人精力匮乏，生机不旺，这与常常熬夜有关。那些经常后半夜才睡觉的年轻人一定要警惕。

还有，劳神也会伤精，这也是现代人耗损肾精的一个主要原因。思虑过度，心绪无一刻安静；欲望滋生，心动不已，都会耗伤肾精，导致精亏。

现在慢性咽炎者很多，这和空气污染，外邪侵袭有关，但还有一个原因是肾精亏虚，虚火上炎。所以，部分患者用镇阴煎调理，效果非常不错。

另外，一些突然出现的头面部热症，很多时候也是肾精不足引起的，古人将这种热证的病因称为"龙雷之火上奔"。这种病证的症状会特别重，就像张景岳在病例中描述的"头面浮大"，患者会以为自己遇到的外邪非常强悍，但其实这是身体亏虚导致的。

有一年春天，我遇到的此类病证患者非常多，都是用镇阴煎、引火汤之类的方子帮助他们调理好的。

还有一部分人虽然肾精不足，却没有出现身体不适，这样的人肾精不足的程度还不是很严重，但身体的健康状况会逐渐下降，提早出现牙齿松动、头发枯槁、骨质疏松、生殖功能下降等问题。这些问题都是悄悄出现的，如果不注意，很难想到病因在此。

有一天，我重新阅读了朱丹溪的《阳有余阴不足论》。朱丹溪为金元四大家之一，他认为人体的阳总是有余，而阴却总是不足。其实朱丹溪在文中论述的，正是肾精亏虚引起的虚火上炎。

文章前半部分先对人体的阴阳进行了论述，但却把肾精亏虚和虚火放在了一起，导致两个概念的混淆。其实朱丹溪讲的"阳"，是病理性的热证，而不是身体里的元阳，"阴"则指的是肾精。

我们来一起看看朱丹溪是怎么讲的。朱丹溪说：

心，君火也，为物所感则易动，心动则相火亦动。动则精自走，相火翕（xī）然而起，虽不交会，亦暗流而疏泄矣。所以圣贤只是教人收心养心，其旨深矣。

"火"指的是相火，并非身体之阳。而且朱丹溪认为，即便您只是看到美女，也会勾动心火，暗暗消耗肾精。

按照他的说法，看美女照片绝对不是"养眼"，而是伤身。

朱丹溪对症状的描述，也是肾精不足的表现：

今日多有春末夏初，患头痛脚软，食少体热……若犯此四者之虚，似难免此。夫当壮年便有老态，仰事俯育，一切隳（huī，毁坏、崩毁之意）坏。

✚ 如何远离"夹色伤寒"

那我们该怎么预防呢？

朱丹溪说：

古人谓不见所欲，使心不乱。夫以温柔之盛于体，声音之盛于耳，颜色之盛于目，馨香之盛于鼻，谁是铁汉，心不为之动也？善摄生者，于此五个月出居于外。苟值一月之虚，亦宜暂远帷幕，各自珍重，保全天和。

这就告诉大家，不要纵欲，要保护好肾精。我认为朱丹溪已经认识到肾精不足会引起虚火上升的相关病证。

明代的医家对这个问题的认识更加深刻，陈士铎、张景岳、傅青主等和道家有关的医生，从理论上对这个问题进行了阐述，在实践中用大量熟地和少量肉桂、附子配伍，解决了此证的治疗问题，这应该是中医的一大进步。

遗憾的是，到了清代，温病学家对此并未特别重视。温病学多讲究见热清热，他们认为熟地会把邪气闭在体内，很排斥使用熟地，甚至诋毁擅用熟地的张景岳。

因此，很多此类病证的患者被温病学家的寒凉药误治，反而使病程延长了。

有的时候，中医的发展会因为某些流派的突然流行而走弯路，此时纵览群书、博采众长是很关键的。

本节我再次把肾精的概念提出来，多讲讲肾精亏虚的危害，希望可以对维护大家的健康有帮助。

12. 肾亏又受寒引起的外感病，就用麻黄附子细辛汤

✚ **麻黄附子细辛汤，是"医圣"张仲景一个极其经典的方子**

麻黄附子细辛汤，是"医圣"张仲景一个极其经典的方子，对肾亏又受寒引起的外感病效果很好。

下面，我先给大家讲个案例，来说明此方的力道。

我沈阳老家有一位人到中年的兄弟，他在流感高发期患上了外感，发烧、咳嗽、痰黄，口服抗生素无效，找中医开了清热解毒的中药无效，迁延不愈。

他说："以前感冒，一两周肯定好，这次都快一个月了，还没有好的迹象，再不行我就去'挂水'了。"

我听他的咳嗽声充满了痰音，整个上呼吸道都是。他说每天必须猛烈咳嗽几阵；每一阵咳嗽，都一定要咳出若干口特别黄、特别浓的痰块，呼吸道才轻松些。

　　这位兄弟的神态充满了疲惫，他说自己整天困倦不堪，白天总是困，晚上还睡不好。我看他脸色淡白，舌头胖大、淡白、有齿痕，脉数无力。

　　当时我就判断他此时正气不足是主因了。正因为正气不足，所以外邪才潜藏入身体，除了流连体表，还直入肾经，缠绵不去。在中医里，这是"太少两感"之证，可以用张仲景的麻黄附子细辛汤调理。这个时候，单纯用清热解表的中药是不行的，因为正气虚才是主要矛盾。

　　于是我写了麻黄附子细辛汤，记得还加了点儿怀山药、干姜、生石膏、连翘、蒲公英。

　　后来他告诉我，只喝了一服就恢复了七八成；又喝了两服，居然完全好了。

　　再后来，他特意打电话给我，说了他身体的很多变化。他说喝了这个汤药之后，开始是浑身发紧，起鸡皮疙瘩，然后开始微微出汗，接着身体就开始恢复了。

　　之前他是个很怕冷的人，冬天比其他人要多穿很多衣服，但还是感觉"风无处不在"，非得捂得严严实实才能出门，这种状态至少有十年以上了。他也看过中医，知道自己阳虚，可是吃了很多补肾的药，一点儿效果也没有。结果这次感冒好了以后，他发现自己不怕冷了，出门穿得和正常人一样了。这些变化令他欣喜若狂。

　　我接着建议他，可以继续服用一点儿中医的滋补方剂，作为善后调理。

其实，这些效果也有些出乎我的意料，看来张仲景的经方，实在是奥妙无穷啊。

那么，到底什么是麻黄附子细辛汤呢？

麻黄附子细辛汤出自《伤寒论》条文第三百零一条：

少阴病，始得之，反发热脉沉者，麻黄细辛附子汤主之。

我给大家解释一下，这个方子是怎么回事儿，在什么情况下用。

这样的患者，一般情况下，首先是正气不足，最主要的是肾气不足。其实有的时候看病没法儿细问，有时候问了患者也不说，但是我们必须心里有数。

很多时候，这样的患者正是在房事过后感受外寒才患病的。古代管这叫"夹色伤寒"——各种名称不一，但是核心都是讲在人的足少阴肾经最虚弱的时候，外邪乘虚而入，侵袭到了肾经，我们叫"外邪直入少阴"。而这个方子，就是古人用来治疗"夹色伤寒"的主方。

当然，也有平素各种消耗而导致肾气不足，然后感受外寒的。

外寒来了，侵袭的是太阳经，这是身体最外层的防线；如果肾气虚馁（něi），外寒同时直中少阴，这是身体最里面的防线，此时这种情况，就叫"太少两感"，大家要记住这个词。

我所见到的太少两感的情况，有房事过后受寒的，有天气寒冷去蹚水受寒的，等等。

有位朋友说自己一直怕冷、肚子凉、打嗝……各种不适已经好多年了，百药不效。

我和他聊天，问他是怎么发病的，他讲了，我觉得太典型了。就是大家出去旅游，走得浑身发热，看到景点有那种鱼缸里面有很多小鱼，然后您把脚放在里面，小鱼帮助您清除皮肤污垢的足疗项目。

他看到这个好玩儿，就掏钱尝试了一下。结果，他把脚放进去以后，正好赶上一阵风吹过来，立刻打了冷战，然后就觉得身体开始逐渐冰凉，不舒服，回酒店就开始发高烧，从此患上此病。

这就是典型的太少两感——走得很热，毛孔张开，然后外有冷风侵袭太阳经，足下还有冷水侵袭少阴肾经。

有人说，张仲景的六经和经络的经没有关系。我觉得是有关系的，我遇到的很多太少两感的病例，就是足部受寒后发病的，这与足少阴肾经走行于足部是有关系的。

像那个做足部鱼疗的朋友，回到酒店就高烧，这就是张仲景讲的"始得之，反发热"。多数患者会发烧，但是也有的不会这么典型。正气特别不足的人，只是开始会发点儿烧，然后就不会了。

我讲的第一个病例中的那个兄弟就是如此，尽管好像"感染"的情况挺严重了，但后来也没有发烧——这是身体组织不起来正气抵抗了。所以，仲景讲的是"始得之"。

另外，张仲景说这样的患者会"脉沉"，其实我们只要理解，这是正气不足、肾气虚弱就可以了。无论如何，此时的脉是无力的。

而舌诊，张仲景没有讲，我们完全可以根据后世的应用来总结。

这种患者的舌象，基本都是舌体胖大、舌质淡白的，不是那种很红的，而且往往会有齿痕。而他们的舌苔，基本是满布的，是薄白的，但是也有厚腻的；多数是白色的舌苔，偶尔也有微黄的。

还有一个非常重要的诊断指征，就是患者总是感觉很疲惫，白天精神不振奋，总想睡觉——张仲景说这是"但欲寐"。

这样的人是肾气不足，阳气不旺，因此白天无法振奋。实际上您让他睡，他还未必能睡得着，尤其是晚上，但就是白天总想躺着，脑子里昏沉沉的。

有了这些指征，如果再加上患病之前受过寒，我们就可以判断这是太少两感之证了。

需要提醒的一点是，人体非常奇妙，像这种病证，如果没有药物帮助身体解除外邪，很多患者的病情会持续很多年，一直没有改变；直到医者用对了药物，才霍然而愈。这也是我一直觉得奇妙的地方，像我讲的这两例患者，都是如此，太少两感引起的后续状态持续了很多年。

✚ 麻黄附子细辛汤用对以后，立竿见影

那么，这个麻黄附子细辛汤有什么神奇的呢？

这个方子里面，麻黄、附子、细辛三味药，分别能升发阳气、温补阳气、通达阳气。

麻黄是散外寒的，可以解表，祛除太阳经外感之寒。

附子是温里的。这味药非常神奇，是温阳的大药，做中医的如果掌握不好附子这味药，可以说水平会永远不及格的。我在使用这味药的时候，往往会配上干姜，一般会加九克的干姜。

而细辛这味药，大家的解释是具有辛通的作用，可以增加麻黄和附子的散寒之性。我一直觉得细辛是可以启动肾中阳气，祛除外邪的。总之这三味药配合，力大无穷。

正如张锡纯在讲伤寒方时说的：

故用附子以解里寒，用麻黄以解外寒，而复佐以辛温香窜之细辛，既能助附子以解里寒，更能助麻黄以解外寒，俾其自太阳透入之寒，仍由太阳作汗而解，此麻黄附子细辛汤之妙用也。

麻黄附子细辛汤这个方子的原方是：

麻黄二两去节，细辛二两，附子一枚炮去皮破八片。上三味，以水一斗，先煮麻黄减二升，去上沫，纳诸药，煮取三升，去滓，温服一升，日三服。

现在一般中医多根据实际情况来增减分量，大致用麻黄六克、细辛六克、附子九克。当然，有火神派中医，会增加分量，比如附子会用到很大的量，这是每位医生不同的心法，业余爱好者不要孟浪尝试。

对于普通人，一般可以是这样的分量：麻黄三克、细辛三克、附子九克。

这里面的附子，是经过长时间炮制的，药性比较弱，毒性已经去除得很干净了，有的医生主张不必先熬了，我亦赞同。

如果再精细些，可以先熬麻黄，然后去掉水上的泡沫，再下其他药。

我给第一个医案里那个兄弟用的就是这样的分量，麻黄和附子都只用了三克，没有多用；加上了三十克的怀山药，用来扶助正气；加干姜九克，用来辅助附子温阳；然后加上生石膏、连翘诸药，是因为这个患者寒热并存，仍有少许热邪。

麻黄附子细辛汤这个方子，虽然仅仅三味药，但是张仲景提供的是思路，只要是符合这个汤证的患者，用了以后，立竿见影，会有改天换日的效果。经方的魅力，可见一斑。

在现代社会，很多人平日消耗很大，所以肾阳不足的人很多，这样的人如果受寒，很容易出现麻黄附子细辛汤证。而且，并不是仅仅表现为外感病，还有很多杂病也与此相关，涉及范围非常广泛。而中医在使用的时候，也会根据患者的情况，加上各种药物来辅助，临床效果也非常好。

有人评价这个方子是经方中的经方，这个评价一点儿都不过分。可惜的是，现在仍然有很多人不了解此方，不敢轻易使用，使得一些可以轻易解除的疾病多年累积变成老病，也是令人非常遗憾的。

《伤寒论》里面的经典方剂，是中医宝库里最璀璨的明珠，真希望这些财富，我们后世能够好好继承下来，让它们为解除老百姓的病痛发挥更大的作用。

曾经有朋友问我，现在日本人把张仲景的这些方子都注册下来，做出成药卖向全世界，占领了市场，您是怎么看这个问题的？

我的回答是：张仲景的思想，是属于全人类的，是为了造福世人的。如果我们不做，而是由日本人做了，我们应该觉得耻辱，对不起祖宗，我们没有做好。但是，别人做了，那也是对世界的贡献，我们也要鼓掌，为了人类的健康而鼓掌。

13. 不开心也会引起感冒

✚ 为什么不开心也会引起感冒

有个小伙子本来身体好好的，突然就感冒了，而且非常重，一上来就是咽喉肿痛、怕冷、浑身酸痛、无力、头晕、发烧。您别小瞧这感冒，就这么个病，顿时让他感觉"什么雄心壮志都没有了，就想老老实实地去哪个地方休息一下"。

他在网络上看过我的文章，吃了我曾经介绍过的抗病毒口服液、藿香正气胶囊，毫无效果，于是就直接问我了。

我问他，在感冒之前，情绪有没有什么变化。

他很吃惊，问："这还有关系吗？"然后告诉我，在感冒前一天，确实发生了一些事情让他很不开心、很郁闷，还有很大的担忧。结果，他第二天就开始咽喉肿痛了。

于是，我就建议他服用中成药小柴胡颗粒，配合一点儿双黄连口服液。

第二天，他回复服药以后已经轻松多了。再过一天，他说只剩下鼻音有些重了。

那么，情绪不佳和感冒有什么关系呢？

给孩子看病的时间长了，有经验的中医会发现，孩子的外感多数与脾胃的失和有关。基本上，积食是孩子身体弱的一个基础条件；然后，外界环境一变化，比如被风吹到，孩子身体无法适应，就会引起外感。

而成人的外感，我觉得有相当多的情况是因为情绪失调，肝气不舒，导致气郁，气机被遏，然后才是外界条件发生了变化。此时身体无法抵抗，才引起了外感。

我总结一下：孩子的外感多由积食引起，成人的外感多由肝气不舒引起。

这么说有道理吗？

其实，中医理论讲的致病因素，从内部引起的，有内伤七情，饮食劳倦；外部的，则是外感六淫，风、寒、暑、湿、燥、火（热）。

现在很多人读书，把内因和外因给分开了，认为外感就是外因引起的，这是错误的。其实，两者关系密切，有了内伤在先，正气不足，才会有外感的侵入；而外感病处理不当，也会引起内伤。

试想，如果人体气血旺盛，经络通畅，一般的外界条件变化会引起外感病吗？不会的，这就是"正气存内，邪不可干"的道理。而一旦出现内伤，削弱了正气，则外界条件稍微一变化，外感病就出现了。

所以，多数情况下，内因是基础，有了这个基础，外因才起作用。极少数情况下，才会出现那种外因变化太强大，所有人无论有无内因都一起病了的情况，比如罕见的流行性外感病。

现代社会，本来大多数人的饮食就不健康——这叫饮食不节，再加上过度消耗——这叫劳倦。因此，正气就已经不足了。在此基础上，再加上强大的情绪失调的因素，导致气机紊乱，这就让身体变得特别脆弱。

✚ 内伤（七情），往往是现代人最大的敌人

人一旦情绪失调，会导致肝气不舒，气滞血瘀。

因为肝是主疏泄的，调畅气机。如果肝气瘀滞，则气机难以顺畅，这样，就产生了一个重要的致病因素，叫作"郁"。

一旦郁出现了，则气血流通不畅，身体功能就会下降。此时，外界条件稍有变化，就容易出现外感疾病。

所以，乍一提"情绪不好会引起感冒"，您会一愣，但是如果理解了两者的关系，您一定会明白其中的道理。

令人遗憾的是，现在这种因为情绪不佳，比如焦虑、紧张、郁闷等情绪所导致的外感病，是非常多的。

只是大家之前没有把两者联系起来，都觉得自己就是单纯被风吹到了。您仔细体会一下就会发现：多数时候感冒，可能是自己遇到了什么不开心的事情，心情郁闷、情绪低迷的那段日子；或者，像我在本节一开始讲的那位朋友那样，第二天就出现问题了。

有的朋友甚至是一有不开心的事情，就立刻感冒。

那么，该用什么药物调理呢？

✚ 不开心导致的感冒，可以服用小柴胡颗粒

针对此类情况，我建议您去医院请中医开方子。

如果不方便求医，也可以自己用中成药解决，我给那个小伙子推荐的就是小柴胡颗粒。

在中医方剂里面，这个方子叫小柴胡汤，是张仲景在《伤寒论·辨太阳病脉证并治》里面治疗少阳证时开的方子。

所谓少阳证，就是邪气进入人体半表半里的时候，引起少阳枢机不利，产生郁结。张仲景总结此证的症状大致是：口苦、咽干、目眩、默默不欲饮食、心烦喜呕、胸胁苦满、往来寒热。

张仲景说，这些症状"但见一证便是，不必悉具"。也就是说，在外感的时候，见到一个这样的症状就可以判断了，不必等到全部具备。

而张仲景治疗少阳证的主要方子，就是小柴胡汤。

在《伤寒论》第八十六条里，张仲景描述小柴胡汤的适应证则更为清楚：

伤寒五六日，中风，往来寒热，胸胁苦满，嘿嘿不欲饮食，心烦喜呕，或胸中烦而不呕，或渴，或腹中痛，或胁下痞硬，或心下悸、小便不利，或不渴、身有微热，或咳者，小柴胡汤主之。

张仲景当年用此方治疗的是外感病，而且是外邪入侵导致的少阳证的外感病。此时的病证，以一个突出的"郁"字为特征。

可是，后世把张仲景的方子，应用范围扩大到很多内科疾病的领域，并不局限于外感病。比如柴胡类方，就被广泛应用到了治疗因情绪不佳导致的肝气不舒的身体失调中。

小柴胡汤是治疗少阳病的，少阳经包括手少阳三焦经和足少阳胆经两条经脉，所以少阳病与三焦和胆的生理、病理密切相关。

肝胆相表里，共主疏泄，性喜条达而恶抑郁，所以调理少阳证的小柴胡汤同样能调理肝胆之气，脏腑同治，调畅气机。三焦总司人体之气化，为水液代谢和相火游行之通道，故少阳病常出现相火内郁、上炎、气机疏泄失常以及水液代谢障碍等病理变化。

小柴胡汤可以调畅气机，方子里面有升有降，开解三焦，打开郁结，因此对少阳证的调理非常有效。

而情绪不佳恰恰也能引起肝胆气机不畅、三焦瘀滞这些情况，因此我们用调理少阳证的方子调理情绪不佳引起的身体问题，效果也是非常突出的。

这从另外一个角度证明了中医理论有是证，则用是药。我们把握好这个"证"，就可以解开纷繁复杂的问题。

对于成人感冒，我们可以自己先找原因，看看之前是否有情绪波动这类因素。如果有，可以再看看是否有口苦、咽干、眩晕、胃口不佳、心烦、恶心呕逆、胸胁苦满、忽冷忽热等症状。

如果在确认情绪不佳的前提下，基本上有一个这里面的症状，就算是此类感冒了，可以服用这个小柴胡颗粒。

但要提醒您的是，孕妇慎用，一定要在当地医生的指导下使用。

开头我讲的那位朋友，其实我一开始也无从判断，就是听他提到一句"有点儿头晕"以后，才问他情绪如何，然后才确认的。

所以，归根结底，我们要调理情绪。想通，放下，确实很关键啊。

14. 祛痰除哮，才能生龙活虎 ——小青龙汤

✚ 小青龙汤到底何方神圣

话说早年间，有一位姓李的人，三十岁左右，身体略有发福，

平素便有痰饮症状。有一天，因受凉感冒了，咳嗽喘促根本停不下来，不能平卧，睡觉必须靠着墙，而且精神不佳，有胸腹满闷、食欲不佳的症状。

由于长时间喘咳，他痛苦万分，于是经别人介绍找到了张锡纯，希望能够治好自己的病。

当时还年轻的张锡纯仔细观察了患者，发现内外并无热证，于是开了几服散风祛痰的方剂。但是一连几日都没有效果，张锡纯很是苦恼。这时他想起来一位高人，遂前往请教了一番。

高人果然是高人，诊察后说："这个病很容易治，是小青龙汤原证。"张锡纯心下释然，当即回去开了此药。患者一服过后就不喘了，共三服基本就痊愈了。

这件事给了张锡纯很大的影响，从此他认真学习伤寒方面的知识，最后成了一代名医（此医案出自《医学衷中参西录》）。

看到这里，大家肯定很好奇这个小青龙汤到底是何方神圣，不着急，咱们先来看看这个人到底得了什么病。

此人得的是哮喘，说哮喘可能不太准确，准确地说应该叫哮病。

哮病是一种表现为发作性痰鸣、气喘的疾病，发作时主要以喉咙中有哮鸣音，呼吸气促困难，甚至不能平卧为主。虽说以上呼吸道的症状为主，但这是一种涉及肺、脾、肾的疾病，主要跟痰饮有关。

此病与西医中的支气管哮喘、哮喘性支气管炎类似，属于痰饮病的"伏饮证"。

那么什么是"伏饮"呢？简单来说，就是由于脏腑功能失调，肺、脾、肾三者统领运化津液的能力减弱，导致津液聚集堵塞，日久天长，形成痰饮。

但是，此痰饮与平时我们遇到的痰饮并不一样，这种病理产物有时会如炸弹一样，潜伏在身体各个部位，中医上叫"夙根"。当夙根遇到刺激，例如气候变化、饮食不当、情志刺激或者大病过后身体虚弱，这颗定时炸弹就被引爆了，夙根此时就会发作，外在表现就是哮病。

中医将哮病分为"冷哮""热哮""寒包热哮""风痰哮""虚哮""脏腑虚哮"，本篇讲的小青龙汤对应的是"冷哮"，也是最常见的一种哮病。

冷哮和其他几种证型一样，先决条件是体内有夙根。但不同的是，这种患者一般有面色苍白、畏寒肢冷等阳虚症状。当感受寒邪或者阳虚症状加重时，体内的夙根则会附加一种寒性，变成寒痰；寒痰会阻塞气道，并且使肺气受损。此时，病人一般会有类似青蛙的哮鸣声音，而且伴有呼吸急促、喘气费劲儿、胸中好似被塞进了一大团棉花、喜欢喝热水、怕冷且遇冷咳嗽喘息加重等症状，非常痛苦。

➕ 用小青龙汤前，如何诊断

北京中医药大学已故老教授刘渡舟先生是一位伤寒大师，他总结了几个用这方子的诊断思路，我觉得很重要。

(1) 辨气色

患有冷哮的人体内寒饮很重，这种寒饮是外寒和里饮。

寒饮是阴邪，进入体内就会伤到阳气，寒饮重的人一定阳气不足。

阳气不足的人，您看一看他的脸，颜色应该是晦暗的，甚至有点儿发黑的感觉，刘渡舟老先生管这叫"水色"，就是有点儿慢慢发黑的那种感觉；然后有两个黑眼圈——密密麻麻的小点构成的黑眼圈，他管这个叫"水环"；脸上有很多暗暗的黑点，他管这个叫"水斑"。

这样的人整个脸是晦暗不堪的，就叫"水色"，这个很重要，是首先要观察的。

(2) 辨咳喘

冷哮这种咳喘有一个很重要的特点，就是不能平卧，患者斜靠着行，但是不能平卧，一躺下咳喘就加重。

这是为什么呢？

古人打过一个比方：拿一个水瓶，瓶子里如果有水的话，把瓶子立起来，水在下面，这瓶子上面没事；把瓶子一倒过来，水一下子就涌到上面了。所以当水湿重的人躺下时，水湿一下就上到了喉咙这，然后导致咳喘——这是古人的一种形容。

确实，水湿重、外寒里饮结合在一起的患者有一个特点，就是躺下会咳喘加重，坐起来就好像好一些。这是好多肺病患者的一个特征。像这样的患者，我们就要考虑他体内是不是有水饮这种情况，这是一个诊断依据。

我给大家解释一下水饮，水是体内清而稀的液体，饮是稍微黏稠一些的。严格地讲，水和饮还是稍微有点儿区别的，和痰和湿也都有点儿区别，但是它们的来源都是一样的，只是状态不同而已。

(3) 辨痰涎

患有冷哮的患者，咳出来的是痰涎。为什么用"涎"字？

"涎"是清稀的水液，跟凝成块的痰是不一样的。这种肺冷哮导致咳嗽咳出来的痰涎，颜色一定是白的，很稀，像泡沫一样。有时候吐的痰像蛋清一样，有透明的感觉，不是黄痰；有人会感觉舌头一碰这种痰，就感觉到冷，甚至冰冷。

这种白色的或者像鸡蛋清一样的痰，往往是寒痰，有可能是寒与饮结合，寒饮为患，导致出现了这种痰涎。

(4) 辨舌象

这种患者的舌象，舌苔多见水滑（就是上面唾液很多），刘渡舟老先生说这类患者一般舌质变化不大。但是阳气受损严重的时候，舌质会淡嫩，舌头会胖大。

刘渡舟老先生又总结了一些其他的兼证，比如水饮内停，就是说水饮停留在体内。水饮停留在体内会怎么样？随着气机的运行，水饮往往停在不同的地方，此时，人就有不同的表现。比如说水饮在胃里，人就容易恶心；水饮在肠道里，人就容易腹泻；水饮在小肠里，人就容易小便不利；水饮停留到四肢，人就容易水肿，等等。

有时会渴，有时会呕吐，有时会噎，因为水饮停留在胃里；有时会小便不利，因为水饮停到小肠了；有时会觉得少腹满（肚子满），因为水饮停留在肚子里了；有时还会腹泻……

只要抓住刘渡舟老先生讲的这些病证，我觉得基本上就能判断了，比如您一看这人咳喘很厉害，他又有了这些症状，我们就可以判断此时应该用小青龙汤来治疗。

🕇 小青龙汤里有哪些中药呢

讲了这么多，还是来看看方子吧。

小青龙汤是专门针对外寒内饮病证的，本节开头医案中的中年男子就十分对证，所以这个高人干脆就直接用了原方，效果很不错。

下面我给您详细介绍一下此方。

小青龙汤乃是《伤寒论》里的名方，基本方中含有八味药，分别是麻黄、芍药、细辛、干姜、炙甘草、桂枝、半夏、五味子。

既然是冷哮，说明体内有寒邪，这种寒邪通常会约束守卫人体的阳气，中医上称这种病理状态为"风寒束表"。

针对这种情况，此方首选麻黄、桂枝。

麻黄被称为"发汗解表第一药"，发汗能力特别强。不仅如此，麻黄也很擅长疏理肺气，特别擅长治疗风寒表实证，是治疗喘咳的重要角色。不过，话说回来，麻黄虽然力大威猛，但常常因为发汗过度而导致津液损伤，所以，朋友们千万要在中医的指导下调整用量。

而桂枝就没有那么激进，它的发汗能力弱于麻黄，但是桂枝可以增强阳气，达到加速阳气恢复的目的。另外，桂枝治疗各种疼痛也是一把好手。

除了这两位主角，一出好戏怎么少得了配角呢，小青龙汤中最重要的两位配角就是五味子、芍药。这两味药的主要作用就是收敛。

就以冷哮为例，当人体发病时，体内的气息异常紊乱，麻黄、桂枝加进来，就好比往油锅里添了一勺水一样，顿时就炸开了锅。此时，五味子、芍药悉数登场，指挥现场有序开展工作，既增强了止咳平喘的效用，又避免了耗气伤津，可谓大功臣。

剩下的药物还有干姜，重在温阳，使阳气更加充足，利于身体恢复；干姜还是"呕家圣药"，治疗呕吐等症状效果非常好。

半夏主要是针对痰饮才加入这个方剂之中的，算是一种"手术刀"式的精准打击，燥湿化痰的效果很好。

至于细辛、炙甘草这两味药，在这个方子里则是辅助作用大于其攻伐疾病的能力。

小青龙汤这个方子，除了适用于上面提到的哮喘等证外，临床上还用于治疗慢性阻塞性肺气肿、肺炎、百日咳、过敏性鼻炎、卡他性结膜炎、卡他性中耳炎等外寒里饮证。

如果您觉得自己对证，我建议您去药店购买小青龙颗粒，按照说明书服用就可以。要是想调整剂量，则一定要请附近的中医来辨证调整。

15. 人参败毒散，扶正气、败邪气，可治"伤寒时气"

✚ 人参败毒散，"治四时瘟疫通用"

本篇我要介绍的方子是人参败毒散。我们看这个方子的名字——"败毒散"，一看就是扶正气、打败邪气的。这个方子确实是有来历的，它出自于《太平惠民和剂局方》，和我推荐过的藿香正气散是同一个出处。

《太平惠民和剂局方》中说人参败毒散可以治疗"伤寒时气"，这说的就是外感病。我们再来看此方适用的症状——头痛、脖子发硬、壮热恶寒、身体烦疼、寒壅咳嗽——受寒引起的咳嗽、鼻子堵了之后声音重、呕吐、发冷发热等。从这些描述来看，这个方子治疗外感病是很对症的。

基本上在后世医家论述疫病的相关书籍里，都会出现这个方子。比如明代名医——"医林状元"龚廷贤的《万病回春》里就有此方，而且说它"治四时瘟疫通用"，意思就是甭管什么季节，患了疫病就可以用这个方子，因此这个方子在后世地位特别高。

下面我们就看看人参败毒散到底有什么神奇之处。

先看这个方子的组成。

第一味药是人参，然后有柴胡、甘草、桔梗、川芎、茯苓、枳壳、前胡、羌活、独活，一共十味药。所以这个方子有一个别名，叫十味汤。

严格来讲，此方并不是十味药。为什么呢？因为在古代，药方拿来以后，一般先把药材给研成粗粉，大家煮这个粉，也叫煮散，所以大家看为什么叫"人参败毒散"呢。当年都用这种散剂熬药。

为什么会这样呢？我们现在考量，应该是由于早些年间，大家经济条件不好，中药流通不便，所以中药材都很珍贵，直接熬太奢侈。比如我们熬完山药片以后，掰开就会发现里面还是白的呢，这说明还有一些部分没有熬透，有些浪费。当年把药材都捣碎了，煮这个散，可以增加溶出面积，从而增强药效。举个例子，比如您用九克柴胡熬，如果打成粗散的话，三克可能就够了。为什么呢？打的粉越细，熬出的药效越好。

我当年做学生的时候，就做过这样的实验。有一次我感冒了，就给自己开了个方子，让药店打成粉。然后我就煮这个粉喝，喝完后，我的身体都受不了了（这个方子我以前喝过，知道它的力道）。没想到打成粉末以后，药材的力道大了好多倍，身体完全受不了。

古人在熬人参败毒散之前，还要切几片生姜，再放点儿薄荷煮水，然后用这个水来煮此散。这意味着什么？这十味药里又加了两味——生姜和薄荷。

此方中所有药物都是一样的分量，当时《太平惠民和剂局方》中说的是各三十两，这个分量是救灾用的，是在瘟疫的时候分给老百姓用的。每次怎么吃呢？每次两钱——六克，把这六克粗粉，用生姜和薄荷煮的水去煎，然后喝这个汤。

✚ 人参败毒散里的药都有什么妙用

下面我详细讲讲这个方子里的药都有什么作用。

这个方子为什么会用人参来打头呢？我的观点是，在治疗外感病时，一定要考虑到人的正气如何，一定要学会使用补法。您想想，一样的戾气来了，为什么有的人没事儿，有的人却中招了？原因一定是中招的人正气不足。所以，正气不足的人要注意了，戾气容易侵袭您；而且一旦戾气入侵身体，您的正气也不足以驱赶它。

这个时候什么最关键？正气最关键，正气是主导。您会发现，身体壮的人不容易患外感病；即便患上，症状也很轻，慢慢就恢复了。所以正气是抵抗戾气导致外感疾病的关键。

这个方子的立方方向特别明确，用人参做统领——人参为君，就是要先扶正气。而且这个方子越早用越好。为什么呢？一旦戾气已经把您的身体彻底攻陷了，已经到了危重状态，再用这个方子就不怎么起作用了，因为此时人体的防御系统已经崩溃了。

这就提醒我们，戾气刚侵袭人体的时候，就要赶快用人参把正气补足。有了这个正气做后盾，就能够统领、鼓动其他九味药，让它们各走其经，驱邪外出。

这就是人参这味药在这个方子里的特殊作用。

那么，其他药物有什么作用呢？

羌活祛风散邪，但是它偏走太阳经，可以祛上边的风邪。而独活这味药也是祛风散邪、祛湿的，它进的是少阴肾经，从下边把风邪给驱除。所以羌活、独活是一对药。

而且这两味药还有一个特点，就是味道都特别香——古人跟现代人不一样，古代把这种味道叫香气；可是现代人一闻，这叫药味。现代人认为什么是香味呢？玫瑰花是香味，香水是香味。这两味药的这种香味具有什么特点呢？古人管这叫芳香，可以祛湿、祛秽，舌苔特别厚腻的秽浊之气，用它们就可以去掉。

根据这个特点来看，此方针对的患者的舌苔应该是厚腻的。

同时，这两味药也是祛风之药，有祛风散邪的作用。过去有句话叫"风能胜湿"，祛风之药，往往能祛湿。这是我们北京中医药大学教授赵绍琴老先生的思路。赵老在治疗肾病的时候，如果患者的舌苔比较厚腻，也就是湿重，他往往会加上藿香、佩兰、白芷、独活，用的就是"风能胜湿"的原理。

这个方子里还有柴胡和桔梗。柴胡是往外散邪的，药性往上升，可以清散少阳经的邪气；桔梗药性也是往上走的，是从太阴肺经往上升。所以柴胡、桔梗两味药都是往上升，把邪气往外顶。

那么，枳壳、前胡这两味药的药性往下走，又有什么功效呢？它们的功效是消痰降气。您看，这样方子里就有升有降。

这个方子里还有川芎，是行血中之气的。您的身体一旦被污浊秽气、被湿气给困住了，前面那几味药帮您把湿气、秽浊之气给散去，接下来就用川芎帮您把气血给运行开。

还有一味药是茯苓，这味药是淡渗利湿的。您现在体内不是还有湿气吗？我把湿气再祛除。您看这个方子，它入不同的经络去散邪，有升有降，有行气血的，有祛湿的。最后再加上甘草，调和诸药，坐镇中州。

大家不要忘了还有生姜，生姜有发汗解表的作用，也有祛湿避秽的作用；再加点儿透邪的薄荷，辛凉解表，往外透邪。

这个样搭配下来，方子就比较完备了。

✚ 服者见效，"无不全活"

这个方子效果非常好，历代都有记载，比如明末清初著名医学家喻嘉言，写过一本书叫《寓意草》，书里专门有一篇写的是治疗外感病、伤寒病时为什么要用人参。在这篇后面，就专门附了一篇人参败毒散治疗的医案。

《寓意草》中记载，嘉靖年间在江南淮北等很多地方曾经流行温热病（就是瘟疫）。到什么程度呢？这一传染过去，整条街都得病，所以患病的人特别多。

那么怎么用的这个方子呢？"人参败毒散倍人参"。意思就是人参药量增加一倍，同时去了前胡、独活给大家吃，结果服者见效，基本上没有失手的。

等到了万历年间，又流行瘟疫了，"时疫盛行"。而刚一得病服这个方子的人，"无不全活"，没有活不下来的。

当时有人就问喻嘉言："为什么您把人参翻了一倍，而且把前胡、独活去掉呢？"他说："现在兵荒马乱，人们经常吃不饱饭，正气太虚了，所以我把人参翻了一倍。去掉前胡、独活也是因为人们正气太虚，身体太弱了，我不敢给他们发汗太多。"

这就是喻嘉言对这个方子的解释。然后他又在书里记载，说到了崇祯年间，这个瘟疫又卷土重来，当时兵荒马乱的，到了什么程度呢？沿街都是得病的人。结果他发现，只要大夫把发汗或者祛湿、调脾胃的药里加上人参，人活下来的概率就特别大。然后喻嘉言说，"此人人所共见共闻者"，不是我在这写书瞎编的。就是瘟疫发了，用什么药治好，大家都看见了。

根据这些记载，我们可以知道，在治疗外感病时用人参是有道理的。

遗憾的是，这么经典的方子，我们现在几乎没有中成药。这说明什么？说明我们对古代中医药文化的发掘是非常不够的。

我希望大家能多了解这个方子，等将来有一天这个方子能够做成中成药，在救急的时候就可以用——未必要到疫病时，普通外感也可使用，只要您觉得受寒了，体内湿气有点儿重，舌苔有点儿厚，舌质颜色不是鲜红的，就可以用这个方子祛风散邪，扶正气，把邪气顶出去。

如果有点儿热症，还可以在此方中加黄芩、加双花等，可以加减一下，效果也是非常好的。

人参败毒散是一个治疗疫病的基础方，同时也是一个调理外感的重要思路。

16. 人体阴津大伤，后期用青蒿鳖甲汤来救

其实我讲的这些方剂都不是没事儿想起来就讲的。因为我们每天都在看抗病前线发回来的患者舌头照片，根据这些舌头照片，

我们会分出类型来，提供咨询。给大家讲一讲，介绍一下，这也是一种帮助吧。

✚ 青蒿鳖甲汤，名医吴鞠通的名方

本节讲的这个方子叫青蒿鳖甲汤，出自清代著名的温病学家吴鞠通写的《温病条辨》，这本书是中医四大经典之一。

其实，温病学的奠基人是清代著名医学家叶天士，他是四大温病学家之一，《温热论》就是他的著作。这本书是由叶天士口述，他的弟子顾景文记载下来的。

叶天士在《温热论》里建立了卫气营血辨证这么一个框架，我们现在看这本书，真是字字珠玑，非常精练，遗憾的是内容特别少。

而吴鞠通在《温病条辨》里就写得特别详尽，把温病非常系统地论述了一遍，创造了三焦辨证的体系。青蒿鳖甲汤这个方子就出自于这本书。

青蒿鳖甲汤主要针对的是患了温热病以后阴津大伤，尤其是阴分伤得厉害，邪气进来、潜藏在阴分里的这种情况。

那么人体阴津受损，阴分又伤得很厉害后，对应的证候是什么呢？

第一个是夜热早凉。

就是一个人晚上身体发热很严重，但到了早晨，身体就凉下来了。

第二个是热退无汗。

也就是早上热退了，但没有汗，有的人退烧是因为出了一身汗。但这个不是，人没有出汗，身体就不热了。

热退无汗的人，舌头一定是红的，苔薄或者没有苔。脉细数——脉很细，跳得很快。

以上证候就是典型的阴虚，同时有邪气进入体内。

其实外邪入侵的时候，我们每个人的身体最后会出现不同的格局状态，取决于什么呢？很大程度上取决于我们是什么体质，虽然也跟外邪、跟当时的环境有关系，但最终是这些因素叠加的结果。

如果一个人本来体质就是阴虚，或者有阴虚倾向，而外界环境又存在热的因素，那么邪气侵入以后，身体里的斗争就会更容易消耗身体的阴。

什么是阴呢？阴是人体内主静、主润的液体类物质，比如津液、精血等。如果本来您的阴就不怎么足，外面环境又酷热，让您的毛孔张开，容易出汗，导致您体内阴液流失，那么，您的津液就不足了。这时候您还要跟外邪斗争，就更加消耗阴的物质，阴虚就会更严重。

为什么这样的人晚上会热得厉害，早晨就凉下来了呢？或者说白天温度正常，到了晚上就开始烧呢？

这是因为保护身体的阳气、卫气，白天在体表巡行，到了晚上会往里收，要开始休息了。但是现在有邪气在您的阴分里潜藏着，本来就有浮热，当阳气往体内一收，与这个邪气相争，这时候当然就热起来了。何况您的阴本来就不足，要知道，一般来说，身体阴阳平衡才不会发热。

所以这样的人到了晚上体内就会有很多热，结果就是晚上发烧，又叫夜热。

到了早晨，阳气又开始往外走了，所以这个时候您会觉得没事儿了，身体好像凉下来了，安静下来了。

为什么会热退无汗呢？因为您的身体阴虚太严重了，已经津液大伤了，身体没有汗往外走了——正常的人体温降下来是出点儿汗，汗一出，体温就降了，但现在汗没有了，只是有节律而已。所以这是一种很严重的阴亏状态。

给大家打一个不太恰当的比方，就好比说一对夫妻，妻子属阴，丈夫属阳。白天丈夫要出去干活，晚上回来休息，白天再出去干活……这是每天的节律。但这位妻子最近身体不好，只能卧床休息。这个时候家里进来了很多虫子（外邪），在屋里飞来飞去，如果是平时，这位妻子把它们消灭就没事了，家里一切如常。但是现在不行，妻子卧病在床，只能忍着。等丈夫劳作完晚上一回来，一看屋子里有很多虫子飞，本来他要休息，这回休息不了，于是夜里就开始打虫子，这就是夜热，夜里热闹起来了。到了早晨，丈夫也没休息好，又要出门干活了。他一走，妻子还是打不了屋子里的虫子，但屋里却暂时安静下来了。这就叫"夜热早凉"。

对于阴虚状态的诊断，我们的具体辨证方法就是看舌头，这样的人舌头非常红，没有苔，或者苔很薄，然后脉细，跳得很快。又因为患的是外感病，所以体内还会有邪热。针对这样的患者，就可以用青蒿鳖甲汤。

身体出现夜热早凉、热退无汗的情况，基本上都是前期治疗外感病的时候没处理好，最后导致人的阴液大伤、正气不足，这已经发展到温病后期了。此时，不但邪气没有被赶走，自己的阴液也严重不足了。

这个时候应该怎么办呢？一定也是补。我在本书中提了很多补法，告诉大家要扶正气，要滋阴。

前面我讲的人参败毒散，是补气。正气不足，邪气一来，我们要赶快补气，把邪气往外打。等后来打着打着物资匮乏了——我把阴液比喻成物资，粮草、金钱都没有了，这已经是战争后期了，这种情况下，再打仗就非常艰难，所以要补充物资，也就是要把阴液给补足了。滋阴的同时再祛邪，这样效果才好，因此这种情况下调理的思路跟补气是不一样的，它首先是要滋阴。

✚ 青蒿鳖甲汤有什么绝妙之处

这个方子的构成是什么呢？原方是青蒿六克，鳖甲十五克，细生地十二克，知母六克，丹皮九克。

下面我给您详细讲讲这个方子是怎么回事。

第一味药是青蒿，大家都知道，对它的一个研究成果——青蒿素获得了诺贝尔奖。

青蒿是寒凉的，性味苦、辛、寒，入肝、胆经。它有什么作用呢？清热解暑，如果身体有热邪在内，它会往外清，是专门治温病的，可以治疗骨蒸潮热、疟疾等。它的主要功能就是透发肝、胆经的邪热。

吴鞠通讲"以青蒿芳香透络，从少阳领邪外出"，这句话特别有名，青蒿的作用被吴鞠通这么一讲，大家全记住了。

"从少阳领邪外出"，要祛邪，邪气就得有出路。要知道，中医治病，不是说把邪气给灭了，而是得让邪气出去。让邪气往哪儿出呢？从"少阳领邪外出"，意思是青蒿可以从少阳经由里往外透邪。

鳖甲就是我们平时说的甲鱼壳，把它洗干净晒干就是药。

鳖甲的性味是咸的，有点儿寒，入的是肝、肾经。有什么药用价值呢？主要是养阴清热的。

它的第一个作用是滋阴、养阴；第二个作用是清热，能够把阴虚导致的骨蒸潮热——虚热给清掉；还可以平息肝风，也可以软坚散结（当我们体内有结块的时候，方子里加鳖甲，能够把结给散掉）。

吴鞠通在讲这个方子的时候，给鳖甲赋予了一个使命，什么使命？他说"鳖甲蠕动之物"，用它"入肝经至阴之分"——因为它本来就是入肝经的、养阴的，就让它进入肝经，最阴、最里面的地方。干吗呢？"既能养阴，又能入络搜邪"，就是进入最细微的地方，把这个邪热给搜出来。

青蒿和鳖甲这两味药一配就有意思了，吴鞠通这个论述是后世我们学中医的人都要谨记的，讲得非常精到。他说此方有"先入后出之妙"——青蒿能够清肝经的邪热，但它"不能直入阴分"，它进不去，那么"有鳖甲领之入也"，鳖甲则能往里面直走，但却"不能独出阳分"，它不能把邪气给顶到阳分来，这时，"有青蒿领之出也"。

所以他说青蒿、鳖甲好像是一对药搭档，配合起来能够把人体阴分的邪给搜出来。这是吴鞠通讲的这个方子特别有意思的地方。

其他药都是打配合的，比如说细生地，什么是细生地？现在您去药房一抓就是生地，实际上生地在古代分成细生地、大生地和鲜生地（鲜地黄）。

其中，鲜生地清邪热，就是透邪，往外清热；大生地滋阴的作用特别强，因为它大且厚重；而细生地既能滋阴，又能往外透邪，但是作用没有另外两种强。

所以在古代，您要是治温病，要真正往外透邪的话，就用鲜生地；如果只是滋阴凉血，就用大生地；如果又想滋阴，又想往外透邪，那就用细生地。现在我们买生地就行，您挑的时候，可以挑点儿小的。

那么这里面的丹皮、知母有什么作用呢？丹皮泻血中之浮火，泻肝经之热，因为肝藏血，当阴分不足的时候，邪气容易潜藏在肝经，有浮火，所以用丹皮泻肝火。而知母也是清热的。

您看，这几味药中，主要是青蒿、鳖甲配起来以后透邪热的作用很强，再配上一些滋阴清热的药，效果就很不错了。

那么，我们今天要用的时候，可以适当加减，比如往里再加点儿滋阴的药，让它滋阴的力量再强一点儿。

对于青蒿鳖甲汤的治疗方向，其实也很明确，只要这个人是阴虚体质，同时有邪热在里，都可以加减使用这个方子。

现在，青蒿鳖甲汤被广泛应用于治疗各种发热的病证，特别是那些莫名发烧的情况，只要看这个人的舌头是红的（多提一句：如果是晚上发热，白天不发热的话，这个人白天舌头就没有那么红；只有到晚上发热时，舌头才会变得很红，所以白天和晚上的舌象会有点儿不一样，您要详细观察）、舌苔很薄或者没有舌苔的发热情况，就可以判断有可能是邪热潜藏，都可以用这个方子。

✚ 青蒿鳖甲汤和麻黄附子细辛汤，治病是一阴一阳两个思路

我说讲方子，其实讲的是一个治疗方向，比如此方就是脱邪外出的一个方向：给您滋阴，为您提供弹药、提供资金粮草，干吗用呢？让您把邪气往外顶，在往外顶的过程中，我们还有技巧，用青蒿、鳖甲配合起来往外透这个邪气。

在清末医学家柳宝诒写的《柳选四家医案》中有论述，说张仲景的麻黄附子细辛汤，用细辛、附子温阳，来把这个邪气往外顶，这是治疗伤寒的思路。而用滋阴的方式把邪气往外托，是我们治疗温病的思路。所以青蒿鳖甲汤的思路是，邪气不是进来了吗？不是潜藏起来了吗？那好，补正气，我补阴，然后把这个邪气一点点地

往外顶，这也是温病的思路。

所以说，青蒿鳖甲汤和麻黄附子细辛汤，是一阴一阳两个思路，都非常有意义。

这个方子对有些患者的退热效果非常好，有的医生就用这个方子来加减，把患者的烧很快就退掉了。所以您记住了，一定是舌头红、舌苔很薄或者没有舌苔时，才可以考虑这个方子。

其实，古人这些方子都是从实践中来的，今天我们再用到实践中去，确实能够解决当下的问题，我把这个思路讲一讲，或许能对大家有所启发。

17. 暑湿天，怎么会得寒湿感冒呢

✚ 能够把感冒搞明白，就是人类医学的一大进步

暑湿天的雨水偏多，很多人都反映周围的环境让自己感觉非常不舒服。这种天气患病的人非常多，最常见的疾病就是感冒了。

感冒，是我们一直摆脱不掉的一种疾病，虽说只是小病，但是令人不舒服，而且还可能引起肾炎等其他严重疾病。所以我总是说，

如果能够把感冒搞明白，就是人类医学的一大进步了。很遗憾，现在我们对付感冒的办法不是很多，甚至现代医学基本上认为这个病七天就自己好了，不用花太大的力气去干预。这点我不大赞同，我觉得如果能在最初的阶段进行干预，很多人都不会进入感冒状态的。

下面，我就跟您聊聊如果湿气重的时候患了感冒，中成药藿香正气散的用处。

藿香正气散，历代同名的方剂很多，现在我们通用的方子，是《太平惠民和剂局方》里面记载的。这本书是宋朝的皇帝命令太医局整理出版的——宋朝的皇帝打仗不行，但是有个优点，就是重视人文知识。他们特别重视医药，曾经下令让全国百姓献医书和医方，谁献得多了，不但有赏，还可能赐个官做呢，所以宋朝的方书特别多。

在《太平惠民和剂局方》里，就出现了我们中医历史上一些非常著名的方子，比如苏合香丸、至宝丹、牛黄清心丸、紫雪丹、四物汤、逍遥散等。我们今天用的很多名方都是从这本书里流传下来的，藿香正气散也不例外。这些方子组方精良，可以说用对了效果立竿见影，如鼓应桴。

✚ 藿香正气水，祛暑湿很见效

有一次我在庐山，天气凉爽得很，我晚上睡觉大意，窗户没有关好。窗外十几米远就是山，晚上山风阵阵，结果早晨起来就感觉要感冒了，鼻音重，浑身酸痛。我知道，这样发展下去很快就会咽喉肿痛，发烧感冒。

我分析了一下，这里湿气很重，每天都下点儿雨，又凉，所以是感受寒湿无疑。于是，我打开随身带的行李，拿出藿香正气丸（水丸），说明书上让服用八粒（相当于生药三克），我一次服用了十八粒，服用两次以后，感冒症状解除，没有继续发展下去。

同行一人也患感冒，已经发烧，我让他用藿香正气丸配合双黄连口服液，他很快就恢复了健康。

我有朋友感冒发烧，电话中问我怎么办，问了情况之后，我知道是寒湿引起的感冒，于是告诉他用藿香正气丸，结果很快退烧，感冒痊愈。

那几天，我接了很多电话，都是询问感冒事宜的。有时接电话的地方很有趣，比如我正在山边峭壁上呢，接到电话："罗博士，我感冒了……"我面对前面万丈深谷，回答："发烧吗？有黄痰吗……"咨询半天，突然发现旁边的人都看着我。

在这些向我咨询的人里面，有很多都是用藿香正气丸解决问题的。

✚ 祛寒湿的藿香正气散为什么也祛暑湿

那么，您会问，藿香正气散不是祛除寒湿的吗？这么热的天，应该是暑湿啊，是热啊？这一寒一热是相反的啊，怎么用藿香正气散也起作用呢？

　　的确，从藿香正气散的药物组成来看，这个方子以温热、散寒、祛湿的药物为主，是治疗寒湿的。但是，在暑热天气下，它却大有用途。

　　这又是为什么呢？

　　这要从暑热天气下人们的习惯说起。

　　从古至今，人们的习惯都一样，到了暑热的时候，都喜欢贪凉饮冷，古代就有喝冰凉井水的习惯，用井水镇西瓜吃那也是常事儿，有的人甚至在砖地上铺上凉席，在上面睡觉。夏天，天气热，人们的腠理开泄，皮肤的毛孔都打开了，此时有那么多凉的外在环境在影响自己，寒湿之气就比平时更容易入里。

　　上面我讲的诸如凉水镇西瓜、睡砖地等引起的疾病，古代都有医案记载，我不多讲了，下面讲讲现代的。

　　现代就更不得了了，比如冰箱给我们提供了很多便利。当我们满身大汗时，一口冰镇饮料灌下去，寒湿直接进入脾胃。

　　其中，问题最大的就是空调了。我在夏天遇到的这些感冒患者，几乎没有一个不是因为吹空调引起的。外面的湿气本来就重，此时再加上空调冷风，就成为寒湿——本来是暑湿天，直接被我们改成寒湿了。

　　我常说，所有的感冒，都是温度变化产生的温差所致。我们从湿热的室外环境，直接进入寒冷的、开着空调的室内，本来在室外，体内的一些湿气可以通过汗液排出，结果进入室内后，空调的寒气闭住毛孔，使腠理凝闭。这样，湿气就被阻滞在了体内，于是形成了寒湿的格局。

藿香正气散是治疗寒湿引起的病证的，而暑热天，也是人们最容易感受寒湿的时候。过去很多医家也没有对此细想，说此方治疗暑湿病证，其实是不对的，此方治疗的是寒湿。

很多人问：夏天我们也不能没有空调啊？这么反对空调，我们怎么办呢？

我的建议是：如果当地实在是热，必须用空调，那么请记住，在进入空调房间的时候，务必要先适应一下，要把身上的汗散散，在一个过渡的环境先停留一下。您想想，冬天，我们从温暖的房间里走到寒冷的外面，难道会一身汗地出去吗？不会，那样一定会感冒的，我们会先散散汗，让自己的汗收了，然后再出去，这是一样的道理。

那么，寒湿容易在哪里作乱呢？

它们会引起上中下三焦的混乱，伤于上焦，则会导致心烦、头昏、头痛；伤于中焦，则胸膈痞闷、脘腹胀满、呕或吐；伤于下焦，则引发便溏或泄泻。

✚ 藿香正气散的功效不只是治疗胃肠型感冒

在暑湿天这样的气候条件下，最容易导致的就是感冒发烧。以前大家认为藿香正气散只治疗胃肠型感冒，就是感冒同时上吐下泻，这是有些拘泥了，其实很多感冒发烧并没有上吐下泻。但是，因为是寒湿引起的，我们用此方，一样可以解决问题。

怎么辨证呢？

一般认为，藿香正气散具有解表化湿、理气和中的效果，可以治疗寒湿感冒、头痛身重、呕吐恶心、泄泻肠鸣、纳谷不香、口中黏腻、胸膈满闷、脘腹胀痛等病证。

那么，除了上面这些症状外，我的辨证方法是：看此时的气候环境，如果此时雾气满天，接连数天不见日光，湿气很重，人在气交之中，怎能不病？此时感冒，一定要考虑到气候的因素。遇到此种气候，我通常会在一般治疗感冒的方法的基础上，告诉患者加用藿香正气散。

藿香正气散这个方子是这样的：大腹皮、白芷、紫苏、茯苓（去皮）各一两，半夏曲、白术、陈皮（去白）、厚朴（去粗皮，姜汁炙）、苦梗各二两，藿香（去土）三两，甘草（炙）二两半。上为细末。每服二钱，水一盏，加生姜三片，大枣一个，同煎至七分，热服。如欲出汗，衣被盖，再煎并服。

在这个方子里面，藿香发表解暑，芳香化湿，理气和中，为主药。紫苏、白芷解表散寒，和中祛湿，为辅药。厚朴、大腹皮燥湿除满，行气宽中；陈皮、半夏理气和胃，降逆止呕；白术、茯苓补脾益气，利湿和中，共为佐药。生姜、大枣既能调和营卫，又能调和脾胃；甘草健脾和中，调和药性，共为使药。诸药合用共奏解表祛暑、化湿和中之功。

➕ 使用藿香正气散要注意什么

（1）素有高血压、心律失常、心脏病、肝病、肾病等严重慢性病者，孕妇或正在接受其他治疗的患者均应在医师指导下服用。

（2）应严格按照用法用量服用，婴幼儿、年老体虚患者应在医师指导下服用。

这是必须注意的一条，有的人面对自己八九十岁的长辈，居然敢自己抄了方子就给老人服用，这是拿老人的健康冒险，您没有受过医学训练，怎么谈得上辨证呢？婴幼儿和年老体弱者，必须让医生来分析处理，这是对家人负责任的做法。

（3）患者服用三天后，症状无缓解，或出现其他严重症状时，应停药，并去医院就诊。

（4）连续服用应向医师咨询。

（5）除非在医师指导下，否则不得超过推荐剂量使用。

（6）该药应放置于儿童不能触及处。

（7）过敏体质者慎用。

（8）不宜同时服用滋补性中成药，饮食宜清淡。

我下面介绍一下此药有几种剂型，帮助您了解此药。

藿香正气水是液体剂型，由水煮及酒浸制而成，我一般对于上焦症状明显，比如呕吐、头痛明显的，会推荐服用藿香正气水，因为水剂起效主要在上焦。

服用时可先将药水倒在杯中，再冲入约三十毫升左右的热水趁热饮服，十分钟后再饮一杯热水。服后要避风，让身体微微有汗最佳。

服药时要忌食生冷、荤腥、油腻、酸辣等食物，对酒精过敏或不能饮酒者应慎用或改用其他剂型。

藿香正气丸是最常用的剂型，是散剂的变形，尤其是水丸，效果更好，一般的情况都可以用。如果是腹泻明显，我更推荐使用这个剂型，因为丸剂融化得慢些，一般对于中、下焦的效果更好。

藿香正气软胶囊是中药的新剂型，容易服用，口感较好。这种剂型我也经常推荐，对于脾胃等中焦症状明显的人，我会主要用这个软胶囊。

一般情况下，我觉得使用藿香正气丸（小粒的水丸，不是大蜜丸）就可以了。

古代的经典方子，都是创立者千锤百炼而来，只要对证，效果是非常好的。当我听到患者告诉我在服用后立刻好转了，心里也是非常高兴的。

我们古人的智慧直到今天还在为保护老百姓的健康起着作用，我打心眼里佩服我们的老祖宗。

寒湿引起的感冒，可以用藿香正气丸，暑湿引起的感冒还可以用三仁汤等其他的方子。而且，每次调理感冒，还是需要辨证的，不能我在这写了藿香正气丸，大家今后就都用这个了。

各个地域不同、感病原因不同，病情也会不同的，中医讲究辨证，所以遇到难题还是要让附近的医生帮助分析一下。

18. 如何防治夏季的感冒

✚ 为什么夏天受寒是最多的

很多地方入夏后就进入高温状态，也有的地方接连降雨，每当这时，很多朋友的身体就难以承受，开始生病，其中感冒的人很多。

那么，夏天的感冒有哪些特点呢？

要搞懂夏天的感冒，一定要了解两个坐标，一个是寒和热，一个是燥和湿。

首先，夏天受寒是严重的。

您可能会奇怪：夏天怎么会受寒呢？

实际上，夏天受寒才是最多的。在夏天天气热的时候，人们往往觉得喝一瓶冰的饮料才过瘾。可是，如果您一瓶接着一瓶地喝，就会让自己的脏腑受到寒湿的侵袭。

仔细想想，这个世界上充满假象。很多人说"让你舒服的，就是你需要的"，其实还真不是这样。夏天喝冰水舒服，但是，却真的会让您受伤。因为这个时候，人体阳气在外，体内相对处于"阴"的状态，更容易被寒邪伤到。

您看，每到夏季，吃冰的东西导致上吐下泻的患者比比皆是，这叫"寒湿为患"。在这种情况下，内部寒湿为患，正气不足，气血运行出现问题，最容易导致外邪入侵。

体内寒湿为患，最容易导致什么样的外邪入侵呢？是寒邪。

在古代，夏天的寒邪分析起来比较简单，就是天气热了，大家躲到地洞，或者特别大的、清凉的房子里。这种情况下，人们容易感受寒邪。

而我们现在的夏天，寒邪更是无处不在啊。为什么呢？因为现在空调多了。

我在本书中反复强调，空调几乎可以使人瞬间受寒。有一次，我在外面出了一身汗，然后打车，上车以后，司机开着空调，我感觉自己仅仅被吹了两三分钟，就开始打喷嚏，身体皮肤开始发紧、发冷了——我每年夏天都会因为车里的空调感冒一两次。于是我赶快让司机把温度调高，然后回家立刻喝了一杯怀山药糊糊，出汗了，才算是逃过一劫。

我的判断是，夏天因为吹空调冷风而导致的风寒感冒，占感冒类型的绝大多数。

一般人以为夏天会因为热而导致外感，其实这是错觉，夏天的感冒也是受寒的居多。

在这个时候，天气的热，只起一个作用——把您的毛孔打开，让腠理松懈，为寒邪的入侵做好铺垫。

所以，天气越热，受寒的人越多，这个数量要远远大于冬天。

越是居住在南方的人，越容易受寒。在广东，天气湿热不堪，人们在外面会出一身汗，一进入空调冷气房间，一身湿衣服变得冰凉，贴在身上，冷风一吹，人就打喷嚏了。

这个时候，患者的舌苔往往是白的，湿气重的时候舌苔会厚腻一点儿，舌苔上往往唾液较多。如果舌质颜色不变，说明寒邪没有那么重；如果舌质淡白，说明寒邪稍微重一些。但是舌质绝对不会是红的。

在湿气重、雾霾重的地方，这样的患者就比较多。

那么，这个时候该怎么办呢？

✚ 如果刚刚受寒，有几个简单的方法可以用

(1) 晒太阳

如果在室内受寒了，可以立刻走到室外，让太阳晒晒自己。只要您体内的津液是充足的，就可以这样做。让自己出汗，让身体重新热起来，就是胜利，往往寒邪就此被清除。

(2) 喝姜汤、紫苏叶水

紫苏叶水是用药店买的紫苏叶熬水，每次一把，开锅后熬五分

钟，或者用开水冲泡，可以散寒解表。

（3）喝怀山药糊糊

这是我的绝招，用怀山药粉两勺，开水冲泡，倒水过程中不断搅拌，使其成为糊糊，喝下去就会出汗——煮怀山药片也可以。

怀山药补脾益肺，增加正气，令气血通畅，可以祛除外寒。在补脾的同时散寒，这是两者兼顾的方法。

（4）吃酸菜鱼、麻辣烫、麻辣香锅

这是女孩子喜欢的方法，受寒时吃点儿酸菜鱼、麻辣烫、麻辣香锅，都是很好的方法。因为这些食物可以祛除脾胃寒湿，同时又能温热发汗，对此时的身体问题正对症。在振奋脾胃之气的同时散寒，这也是两者兼顾的方法。

我在新加坡吃肉骨茶的时候，看到他们都要放一些胡椒粉；在广东喝粥的时候，地道的餐厅也会放一瓶胡椒粉在碗边，都是这个道理。

✚ 如果发展成疾病了，怎么办呢

如果是身体内部寒湿导致外寒入侵，患了外感，一般会发烧，同时上吐下泻，有的单纯下泻，有的则呕吐。此时就需要用药物治疗了，用的是藿香正气散的方子，无论什么剂型，水、丸、滴丸、

软胶囊，都是非常有效的。

如果外感严重，那么，在服用其他药比如抗病毒口服液的同时，也要加上藿香正气制剂，效果更好。

体质阳虚之人容易导致寒湿为患，有病证向寒的方向发展的倾向。

身体素有郁热之人，则容易出现湿热，向热的方向发展。这种情况下，往往是外寒里热，里热并不简单，而是湿热。

其实现在湿热出现的频率没有寒湿高，但在夏天也是不少的。这种情况的舌象，舌苔会比较厚腻，这是湿气重，有的白腻，有的黄腻（黄腻代表有热）。

此时，舌苔上往往可以看到隐隐的红点，当舌苔被清除掉了，就会发现这是红刺，我们也叫芒刺，这是热的表现，只是被舌苔给覆盖了。此时舌质也是红色的，只不过被舌苔覆盖了，舌头看上去像是白色的，等舌苔清爽一些后，就会看到舌质是很红的。这些都是假象，您一定要学会识别。

这种湿热为患的问题，可以用成方三仁汤来调理。一般治疗外感时，加上几味药就可以了，比如连翘、双花、蒲公英等，增加清除里热的作用，再加上少许紫苏叶、藿香等，加强散外寒的作用，效果更好。

同时，我们要学会保护自己，在满身大汗的时候，尽量避免被空调冷风吹到。

夏天还必须考虑的，就是燥湿。

前文讲的都是湿气重增加了疾病的复杂性。但是，夏天津液损伤，导致体内处于燥的状态也很常见，因此夏天的外感是比较复杂的。

您想想，夏天天气酷热时，我们在室外会出很多汗，阴虚之人平时津液就不足，此时汗液流失，就会导致体内"阴"的物质不足。夏天时这样的人会感觉倍加口渴，咽干，小便色黄、量少，心里烦躁，总想喝凉饮料等。此时舌质会红，舌面会干，脉搏会细数。

此时，人体内这种阴虚燥热的状态，也会成为外邪入侵的导火索。这样的人，经络运行的"防御部队"能力下降，外邪也更容易入侵，而且一旦入侵，就会以"热"的形式出现，患者会直接咽喉干痛，很快就会发烧。

这样的感冒，是真正的风热感冒。

所以，这类人群不要等到有外邪了再来调理，您了解自己的体质了，平时就要预防。比如，天气燥热时，就可以自己做点儿三豆乌梅白糖汤，当作日常饮料喝，会有好处的，也可以喝点儿生脉饮。

总之，调理在前，去掉致病基础，就不至于出现问题。

每当天气比较干燥、炎热的时候，这样的患者就比较多。

您看，外界天气的燥、湿、寒、热变化，人体内燥湿的变化，再加上空调冷气和冷饮，就形成了比较复杂的格局，我们逐一分析，就知道疾病的来源，就可以对症调理了。

19. 秋天的外感有特点

✚ 为什么立秋一过，外感的人就多了起来

立秋这个节气之后，各地的外感就开始多了起来，我曾在网络上问了一下大家的症状，多数是嗓子干、咽喉肿痛、发高烧，同时伴有各种感冒的症状。

为何一到立秋，就有这么多人中招呢？此时的天气变化到底会给我们带来什么影响呢？

首先问问大家，尤其是有过此类体验的朋友，您思考一下，秋天的外感，您是如何被伤到的呢？到底是被寒邪伤到，还是被热邪伤到的呢？

其实，仔细回忆一下患病的过程就会发现，是被寒邪伤到的。秋天患外感的人，多数是吹空调吹出来的。

秋天，天气依旧很热，尤其是秋高气爽之后，太阳当头照的时候，热度简直令人窒息。人们会满头大汗，然后，走进商场、办公

室，甚至是车里，都是冷冷的空调，冷风从体表而入，于是，很快就打喷嚏，患上外感了。

有人会问：夏天空调冷风一直是这么吹的啊，为何立秋过后，人就更容易患上外感了呢？

这个问题问得好。其实，突然患外感的人群增加是有原因的，这个原因就是节气的变化。

节气是老祖宗总结出来的，非常准确。我们经常会听到对老祖宗智慧的赞叹："节气还真是准啊，一到立秋，这空气里都带着凉意了！"诸如此类。

其实，大家的感觉是灵敏的，就在这个时候，大自然和我们人体，都发生了一点儿微妙的变化。

那么，到底是什么变化呢？

✚ 温燥，是秋天的一个重要致病原因

您先想想，这个时候的热和夏天的热，有什么不同呢？

夏天，地气上腾，所以空气中是氤氲着很多水汽的，因此我们总是感觉很湿润。

湿气加上热气，我们叫湿热——虽然这不是绝对的，但在夏季的结尾，这是很明显的。到了秋天，地气收敛，空气开始变得干燥，这是酷热和干燥的结合。

您要知道，在一年四季中，气机是有着升降沉浮的变化的。到

了秋天，燥金主气，天气肃降，大自然逐渐要进入冬天那种万物沉潜的状态，因此，秋天之气主收，主降，这是大自然的变化。而此时，人体也会出现变化，虽然也会出汗，但是气机也开始向体内收缩了，所以汗会变少，皮肤会开始干燥，这是对应大自然的变化的。这种干燥在有黏膜的地方都比较明显，比如口腔、鼻腔等。

换句话说，这是我们身体聪明的地方，身体感知到天气凉爽了，不需要出那么多汗来散热了，就会减少向外排出的体液的分泌。

当然，这只是以汗液举例，从整个身体上来讲，气机都是向内收敛的。

因此，很多人觉得秋天很干燥，就是这个道理，这是身体的气机开始向里面收敛了。这种收敛本来是正常的变化，可是，如果是身体正气不足之人，此时就容易出现问题。

就好比我们的部队要做战略性撤退，这是正常的布防变动，如果部队纪律严明，战斗力强，则撤退的时候，阵脚不乱，有条不紊。尽管敌人来偷袭扰乱，我们还是会做有效抵抗，击退敌人，完成整个调动。

可是，如果部队战斗力不足，粮草不足——从身体上来讲，就是夏天过度开泄，精气消耗太多，正气已经不足——此时，如果您的部队要撤离，就可能乱了阵脚，各种给敌人可钻的空子就出现了。

因此，撤退的时候，敌人一来侵袭，您的部队就乱作一团，一溃千里。

所以，夏天天气热，寒邪不多，很多平时正气不足之人的身体也是阳气在外，因此防御还是比较轻松的。可是，到了秋天，身体气机要向里面收敛了，于是，这类体质的人身体漏洞就出来了，此时寒邪稍微来袭，您的身体就难以抵抗了。

这就是一过立秋很多人突然患上外感的原因。

那么，具体都有哪些邪气给我们身体捣乱呢？

我的观点是：有热邪，有寒邪，还有燥邪。

此时，白天仍然很热，会有热邪，这种热邪会导致人体津液流失，使得经络流通载体不足，导致"防御部队"无法到达指定作战位置，就像运河里的水干了，运兵船无法航行一样，这是致病的一个重要基础。

同时，热邪导致津液流失，会加重干燥的状态，口鼻之处黏膜干燥，使得外邪容易进入。

这种热邪和秋天的燥金之气结合，叫作温燥。这是秋天的一个重要致病原因。

✚ 秋天防外感，常饮三豆乌梅白糖汤

那么，该如何防止温燥产生呢？

中医里有很多调理温燥的方剂，比如桑杏汤、清燥救肺汤等，都是很经典的方子。如果需要，可以请医生开出。

我给您推荐一个简单的食疗方法辅助调理，就是三豆乌梅白糖

汤。如果您感觉自己有点儿干燥，口鼻发热，嗓子很干，小便量变少，就可以把这个汤当作饮料喝。

三豆乌梅白糖汤的做法很简单，就是用一把黑豆（里面的瓤必须是绿色的，不是黄色的）、一把黄豆、一把绿豆、五颗乌梅、两勺白糖加水熬，开锅后熬两个小时，熬成酸梅汤饮用，但是要喝当天做的，隔天的效果就不好了。

这是一个扶助正气、滋养津液的好方法，家里每个人都可以适当喝喝。

此时捣乱的另外一个外邪，就是寒邪。其实现在的秋天气候是比较复杂的，现在的外界变化是古人想不到的。举个例子，古人会想到我们这些后人，会搞出一种东西叫雾霾吗？古人是想破脑袋也想不到的。

空调也是古人想象不到的——本来初秋之气也只是微凉，不至于有寒邪，但是，空调可不那么客气啊，大家用空调，那是能多冷就用多冷。

因此，秋天的寒邪就严重了。而且，外面越热，身体越是毛孔开泄、津液流失，也就是屋子里空调寒邪越严重的时候。

这种空调寒邪随时存在，这导致人们的身体随时受寒，这是现代中医必须考虑到的。这种寒邪与秋天的燥金之气结合，叫作凉燥。

所以，秋天养生第一重要的原则，就是要把空调的温度做个调整，不要像夏天那么低了，要提高温度——很多单位办公室里总是有人不懂养生，他觉得热就使劲儿开冷风。平时在家里，能不用空调就尽量不用。如果您去商场，要多带件衣服，进去就披上，出来再脱掉。

✚ 秋天一旦感觉受寒了，马上喝怀山药糊糊

一旦受寒，开始打喷嚏了，要怎么办呢？

我告诉您一个最简单的方法，就是赶快从空调房间出来，到太阳下晒晒，让自己重新出汗，这样可能会立刻解决问题。

还有一个好方法也是我一直推荐的，您一旦感觉受寒，开始打喷嚏了，可以喝怀山药糊糊。正宗的河南垆土怀山药可以大补脾肺之气，令气血循环顺畅，趁热喝下去有发汗的作用，这种发汗，是扶助正气后的发汗，散寒效果非常好。

我之前曾经一直推荐大家喝紫苏叶水发汗，但是用紫苏叶水有成功有失败，而自从我从农民那里学来了这个怀山药水发汗法，我就再也没有感冒过。

以我的经验，怀山药粉冲水比较方便。可以直接用两勺，先用一点儿温水调成糊糊，然后用刚烧开的水冲泡，同时搅拌，就会变得和藕粉一样，稍微放温后喝下，马上就会持续发汗。

如果是用怀山药片熬水喝，最好先用捣蒜的石杵将片捣碎，这样熬效果好些。有些人熬一次以后就把山药片扔掉，其实掰开后就会发现，里面仍然是白心的，这说明没有熬透。一般怀山药片熬过

三次以后才会熬散开，所以怀山药片适合需要多喝点儿山药水、需要持续熬几次的人。一般这种情况，多用于外感受寒咳嗽的调理。

调理凉燥的中医方剂也是非常多的，比如著名的杏苏散，可以在医生的指导下使用。

这个阶段，如果能做艾灸，也是非常有帮助的。

✚ 初秋凉燥多，中秋温燥多，深秋凉燥多

给您总结一下温燥和凉燥的出现规律：一般是初秋凉燥多，中秋温燥多，深秋凉燥多；一天里，早晚容易被凉燥伤到，中午容易被温燥伤到。

但是，实际上会更复杂，往往是温燥先伤人体津液，破坏人体的防御，然后再感受凉燥，这是双重破坏，也是秋天外感的一个特殊性。

而无时无刻不在的空调冷气，则让寒邪的入侵无时不在。

需要注意的是，本节我所讲的方法，都要在感受外邪的第一时间使用，是比较平和的食疗方法。如果错过了第一时间，开始高烧、咳痰了，就说明外邪已经深入了，则需要请医生开方子调理才好。

在没有外邪入侵的时候，补充津液，扶助脾胃正气，严防空调冷气导致的寒邪入侵，是秋天预防外感最重要的几个步骤！

20. 立秋了，应该怎么提升正气呢

✚ 不要受寒，注意祛湿，加强锻炼

秋天一到，该怎么预防秋季感冒呢?

(1) 不要受寒

晚上要注意不要让寒邪侵袭到自己。您对天气的转变一定要有敏感的认知，要有准备。不要觉得现在还很热，还是桑拿天——不是了，立秋之后，天气已经变凉了。

(2) 注意湿气的影响

对经常下雨，或者天气湿气重的地方，比如北京，就要注意祛湿，怎么做呢?

可以去买点儿白蔻仁，在菜快要做好的时候，放几颗进去。还有花椒等调料，也别忘记放了，这些都是燥湿的药物，可以提高我们机体的抗湿能力。

(3) 注意锻炼

锻炼身体是提高阳气的关键，锻炼时出汗也是排除湿气的重要手段，在锻炼过程中，身体气血运行加快，这是提高我们各个系统功能的一个好机会。

如果此时患了感冒，该如何处理呢？

此时的感冒，开始时多是鼻子声音重、流清鼻涕、打喷嚏、头重，这些都是寒湿重的表现，因此可以用藿香正气水来治疗。

我一般让患者自己熬一点儿生姜汤喝，方法很简单，切几片生姜，熬一碗水，开锅后熬两三分钟即可。然后把藿香正气水兑入，一起喝。

藿香正气水是祛湿解表的，对于体内有湿气，同时外表受寒的格局有很好的调治效果。一般喝一天就应该有效果，如果没有，那您就很可能是其他证型的感冒了。此时不必管是不是胃肠型感冒，有无呕吐、腹泻，只要是外寒内湿，都可以服用藿香正气水。

但是，如果感冒开始的时候您没有注意，痰开始变黄了，发烧了，情况就变了。这说明体内已经有热了，这时候证型就复杂了，是有外寒、内热，还要加上湿气。

此时要用藿香、佩兰、薏苡仁等药物祛湿，同时用双花、连翘、蒲公英、地丁等药物祛内热，然后加上生姜、紫苏叶等药物祛外寒。

总之，要分成三个方向来调治，这样才可以散去邪气。

当然，具体分析起来，还有湿气在上焦、中焦、下焦的不同，还有寒、热、湿三个邪气轻重程度的不同，必须咨询医生来分析。

✚ 初秋的养生法则

（1）尽量避免长时间暴露在太阳下，特别是在暴热的正午。此时的燥热，会损伤人体的津液。如果因为这种暴晒出现了燥咳等情况，可以去超市买点儿秋梨膏，兑入温水，当作饮料服用，润燥止咳。

（2）切勿因为白天热，就吃冷饮。要知道，几个小时过后，天气就凉了，您的脾胃受不了。

（3）要注意夜里保暖。有的人因为白天很热，晚上上床后，依旧开窗，袒胸而睡，结果，夜里冷气袭来，就开始受寒感冒了。我们要及时更换掉夏天的凉席，把薄薄的毛巾被换成厚一点儿的被子，下半夜会用到的。

（4）准备一件薄外套，夜里凉了，如果外出，可以随时披上。

（5）注意所处环境的冷热变化。初秋的中午天气暴热，很容易出汗，当您走到树荫下，立刻会感到凉意。凉风一吹，您会感觉很舒服，但这种情况是很容易受寒的。很多平日正气不足之人，会就此感冒。

如果让我来形容初秋的天气，就好比是夏天外面热，我们出了一身汗，然后进入空调房间，突然变冷一样。在秋天，每日早晚的温差变化，与这样的情形相差无几，只不过有着早晚的节律。

秋天的景色是美丽的，是成熟的季节，天气也是凉爽的。从夏季进入秋天，我们会感觉很舒服，但是，这种冷热交替的变化，我们也要有所防备。

所谓"春捂秋冻"，我们要灵活看待，春天，未必就捂；秋天，未必就冻。随时调整，才是关键。

在这，我问您一个问题：您觉得我们学习中医，到底要学习什么呢？单单是学习几个药方吗？

其实，药方只是一方面，我们更多地要学习的是这种与自然协调的态度。学会观察天地变化，体察阴阳动态，从而调整自己的生活习惯，使之顺应自然之道。这才是我们应该用心掌握的。

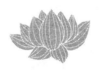

第3章

咳嗽的不同阶段，
要用不同的方法调治

您一定要知道，外感的咳嗽只是外感引起的一个症状而已，和打喷嚏、流鼻涕等，都是一个级别的。针对外感引起的咳嗽，一定要着力于清除外邪，这是主要的工作。

第3章 咳嗽的不同阶段，要用不同的方法调治

1. 外感的咳嗽，只是外感引起的一个症状而已

其实我们每年都会遇到这样的时候——突然很多人患上外感。天气降温，再加上空气质量的问题，很多人就会患上外感。

有的单位里大家咳嗽不断，下班回到家，孩子居然也咳嗽不断——有的幼儿园甚至有一半的孩子请病假，简直让人崩溃。

那么，该如何处理外感导致的咳嗽呢？

我认为，处理外感引起的咳嗽，是我最擅长的工作了，之所以大家觉得咳嗽难以处理，是没有搞清楚几个问题。我下面仔细分析一下。

您一定要知道，外感的咳嗽只是外感引起的一个症状而已，和打喷嚏、流鼻涕等，都是一个级别的，我们中医会专门用药治疗外感引起的喷嚏吗？

不会的。

我们会散外寒，等外寒清除了，喷嚏自然就消失了。

　　我一直用立竿见影来打比方，这个竹竿，就是外感；影子，是它带来的症状，是咳嗽、打喷嚏、流鼻涕等。我们要想让影子消失，只要把竹竿拿走就可以了。可是，如果您不拿走竹竿，却猛刨这个影子，能有效果吗？

　　这就是现在治疗咳嗽的误区，我们用大量的所谓宣肺止咳的药物，什么陈皮、枇杷叶、川贝、浙贝母、杏仁……来专门治疗一种叫作外感咳嗽的疾病，结果外邪依旧存在，止咳从无效果。

　　因此，针对外感引起的咳嗽，一定要着力于清除外邪，这是主要的工作，而辅助以调理肺气——大家要记住，只是辅助的，只有这样，才有效果。

　　那么，如何清除外邪，来控制外感引起的咳嗽呢？

　　答案是：要按照外感的阶段来分析。

　　现在这个季节的外感，基本都是寒邪引起的，而寒邪入侵，分为这样几个阶段，如果您能够掌握，解决咳嗽就会游刃有余！

2. 外感咳嗽第一阶段应对方法

➕ 外感咳嗽第一阶段的特征：外寒入侵体表

此时，人们会打喷嚏、流清鼻涕（注意，不是黄色的鼻涕），身上感觉冷、怕风，呛咳。

➕ 应对方法一：任何能让身体热起来的方法都可以

此时，用任何能让身体热起来的方法都是可以的。比如，用紫苏叶三克、陈皮六克熬水，开锅后熬五分钟，代茶饮，会让经络通畅，祛除寒邪。

民间有很多这样的方法，比如喝生姜红糖水、用热水袋放到大椎穴附近热敷、艾灸大椎穴、热水泡脚等。只要让身体温暖起来，经络通畅，都是可以的。

我去河南焦作农村，那里的农民说，他们感觉要开始外感了，就抓一大把怀山药片，熬一大碗水，趁热喝下去，蒙上被睡一觉，就好了。我说这是中医的培土生金法，补脾胃，生肺气，暖经络。

还有各种家长发明的方法，比如给孩子的脖子铺上毛巾，然后用电吹风吹大椎穴……这些都是可以的。

只要外寒散去，咳嗽就会被阻止，这是第一阶段的方法。

✚ 应对方法二：这个阶段千万不要吃川贝类的中成药

这个阶段，千万不要吃川贝类的中成药。如果错误地使用了，寒上加寒，咳嗽会缠绵不愈，这是经验。

3. 外感咳嗽第二阶段应对方法

✚ 外感咳嗽第二阶段的特征：外寒里热，寒热并存

第一个阶段，我觉得只有认真学习中医，并且领会得很好的朋友才能把握住。把握住这个阶段以后，基本上外邪不会继续入侵。

但是，很多朋友可能会错过第一阶段，进入第二个阶段，这个阶段寒热并存。人们会打喷嚏、流清鼻涕，但是也会流黄鼻涕、嗓子痛、痰是黄色的、身体发热、舌质红、身体困倦、无力、肌肉酸痛、咳嗽的声音深入。

✚ 应对方法：用散外寒、清热解毒的中药

此时，单独用治疗咳嗽的药物并不能起作用，建议散外寒、清热解毒的中药一起使用，寒热并调。

方子：柴胡六克、防风六克、紫苏叶六克、黄芩六克、金银花九克、连翘十二克、芦根六克、杏仁六克、枇杷叶三克。三服即可，每天一服。熬水饮用。如果发烧严重，可以加上生石膏十五克。

这个阶段，您清除外感即可，如果去买中成药，买抗病毒口服液、感冒清热颗粒等都可以。我建议买抗病毒口服液，这个方子我比较欣赏，清热祛湿，思路是非常好的。如果您所在的地方雾霾严重，建议配合藿香正气制剂使用。

这个阶段如果有医生指导，会更加稳妥。如果去医院求医，要请医生帮助开方清除外邪，不要着重于咳嗽，很多人此时一味叙述咳嗽如何，结果误导医生，让医生把注意力集中在止咳上，这是错误的。

4. 外感咳嗽第三阶段应对方法

✚ 外感咳嗽第三阶段的特征：表里俱热

此时是外感没有控制住，是最严重的阶段了，按照现代医学讲，这是引起严重的上呼吸道感染了。

表现是高烧、咽喉肿痛、黄痰、痰多、呼吸急促、咳嗽会引起胸腔共鸣、舌红。此时如果去医院检查，甚至可能查出肺炎。

✚ 应对方法：要及时去医院治疗

这个阶段，更是不必纠结于咳嗽，而是要及时去医院，控制感染。这个阶段必须交由医生来处理了。

5. 外感咳嗽第四阶段应对方法

✚ 外感咳嗽第四阶段的特征：回到外寒

此时，热邪已经基本清除，只剩一点儿外邪残余在鼻口连接处。此时鼻音重、流清鼻涕，其余的症状都不明显了，很多人以为结束战斗了。其实，此时要防止炉中有灰，否则会死灰复燃。

很多人此时会持续咳嗽——已经没有任何外感症状了，只是咳嗽，偶尔流清鼻涕，鼻音有点儿重。

✚ 应对方法一：用紫苏叶、陈皮熬水代茶饮

此时，可以用紫苏叶三克、陈皮六克熬水，开锅后熬五分钟，代茶饮。

✚ 应对方法二：用古方止嗽散加味

如果咳嗽严重，也可以用古方止嗽散加味：

荆芥三克、陈皮六克、桔梗六克、前胡六克、紫菀六克、款冬花六克、金银花六克、连翘六克。

将这些药材熬水，然后用此水漱口、滴鼻子，如果严重，也可以每天喝两小杯，三服即可。

6. 外感咳嗽第五阶段应对方法

✚ 外感咳嗽第五阶段的特征：脾胃虚弱

这是最后一个阶段了。

人之所以患外感，一定是正气不足，因此，扶助正气，应该贯穿于整个的外感调理过程中。而当外邪清除以后，经过一场战斗，脾胃会更加虚弱，一定要补脾，来扶助正气。

此时很多脾胃虚弱之人，仍然会咳嗽。比如很多孩子外感过后会咳嗽很久，甚至长达一两个月，没有任何其他外感症状，就是咳嗽，每天定时咳嗽几声，也不多。成人也会有这种情况。此时，多是正气不足引起的。

✚ 应对方法：用怀山药片、牛蒡子熬水代茶饮

我建议这个阶段要补脾，方法是：上好的干怀山药片三十克、牛蒡子三克，熬水喝。如果觉得牛蒡子的味道不好，单独用怀山药也可以。

这是民国中医大师张锡纯的方子，屡试不爽。一般喝三天即可，普通的残余咳嗽，就会被清除的。

但是，我建议不要用那种雪白的、切面光滑的怀山药片，患者反映效果不佳。切面疙疙瘩瘩、凸凹不平，而且没有那么雪白，才是真正的好品质。因怀山药的品质不同，效果相差太多。

7. 咳嗽并不是病，而是身体的一种试图排除外邪的努力

讲到这里，基本上各个阶段的咳嗽，您就都心中有数了。

其实，这个咳嗽的问题，我已经写过无数次了，在我的书里，也有很多相关内容。但是，我还是听说有太多人患外感，因此而咳嗽不断，尤其是小孩子，咳嗽的更多。我想，可能还有很多人不知

道该如何处理咳嗽吧？这样，就又在本书中整理了一遍，希望您对咳嗽能有一个正确的了解。

从本质上讲，咳嗽并不是病，而是身体的一种试图排除外邪的努力。很多人，尤其是家长，痛恨咳嗽，希望立刻就好，总是希求速效。

其实，咳嗽只是一个信号，在告诉我们外邪还存在，一旦外邪没有了，就不会咳嗽不已。

8. 咳嗽缠绵不愈该怎么办

✚ 外感过后，为什么咳嗽长期缠绵不愈

我曾经接到一个好兄弟发来的微信，说他朋友的孩子感冒后咳嗽一个多月了，去医院治疗无效，家长非常担心，问我该怎么办。

这种外感过后长期缠绵不愈的咳嗽，基本上都是在感冒初起时，刚刚开始咳嗽却错误用药导致的遗留问题。

那么，这到底是为什么呢？

原来，多数外感都是寒邪侵袭我们的身体。此时受寒，按照中

医的法则，应该用温热之药散寒解表，就能把寒邪清除出去。

此时的咳嗽也是如此，感受外寒引起的咳嗽，其实只是一个症状，和打喷嚏、流清鼻涕是一个级别的。

如果您能在感受外寒的第一个阶段，坚持用温热的药物散寒解表，则咳嗽自然会消除。

但是，现在很多人在感受外寒的第一个阶段，就错误地使用了寒凉之药，比如川贝枇杷口服液等药物。这些药物里面，都有川贝这味药。

川贝是寒凉之药，此时应用，就是寒上加寒，身体哪里受得了呢？

当年我听北京著名中医祝肇刚先生提到，他发现，受寒咳嗽开始就错误地用了川贝这味药的患者，咳嗽就会缠绵不愈。

多说一句，祝先生的父亲是著名的老中医祝谌予，而祝谌予先生的岳父，就是民国时期北京四大名医之一的施今墨先生，家学渊源甚深。

我听到这个经验后，就开始留意观察。结果发现，感受外寒的患者只要开始用了有川贝的方子，尤其是那些止咳的中成药糖浆，确实都会造成咳嗽缠绵不愈，甚至会持续几个月。

此时，很多人不懂其中的道理，仍然在喝川贝枇杷口服液这类药，自然毫无效果。

那么，对于这种情况，该怎么处理呢？

✚ 扶正法，用干的怀山药片熬水喝

对于这种情况，我一般会有两种方法，一种是从扶正的角度出发，扶正以祛除残余的邪气。此时，我会用干的怀山药片（为何强调"干的"呢？因为总有人问我是不是鲜山药，不是的，是干的怀山药片），一般用几十克，熬水。然后每天就喝这个水，不喝其他水了。喝光了，再添水熬，这样循环服用。如果咳嗽严重，可以再加三克牛蒡子一起熬水。一般喝三四天就可以显效。

这个方法是民国时期的名医张锡纯的经验，我曾经推荐给很多家长，效果不错，对成人也有很好的疗效。

✚ 祛邪法，用名中医林鹤和的方子

另外一个方法，就是祛邪为主了。

这个方子，是著名老中医林鹤和的方子。林老也观察到，感冒后残余咳嗽，一咳就咳很久，有的甚至长达几个月的，基本都是寒邪潜藏于体内，没有被发散出去，如果再加上一点儿热邪，寒热错杂，就更加复杂，缠绵不愈。因此，他就创立了一个方子，这个方子我若干年前就推荐过，受益者无数。

我的体会是，感冒过后残余咳嗽的绝大多数患者用此方显效，一般是五服之内就会止住咳嗽。这从另一个角度证明，林老的判断是正确的。

这个方子是这样的：

五味子五克、细辛三克、陈皮九克、杏仁九克、法半夏六克、射干九克、薄荷九克、桔梗六克、枳壳六克、全瓜蒌九克、沙参九克、桑白皮九克、黄芩六克、甘草六克。

这是成人的量，一般来讲，给孩子调理的话，我也让买这个量，因为药量再减少，可能就不好买了。所以我一般会让家长也买这个量，让孩子一天喝半服或者三分之一服。

最好请附近中医在此方的基础上加减使用。注意，孕妇忌服。

这个方子，其实组成比较复杂，有解表散寒，有收敛降肺，有清咽化痰，有清热解毒，是一个比较全面的方子，尤其是方子里面有薄荷等清咽利喉之药。

林老认为此时病在孔窍，甚至是咽源性的咳嗽，所以，此时清咽利喉也很重要。这个思路对我启发比较大，老一辈的中医，思考问题比较细致，甚至能吸取西医的经验为我所用，提高疗效，这是值得我们后辈学习的。

这次这个孩子，我就是让他家长买了三服，每天喝半服，一服喝两天。

三服喝完，我的朋友来微信告诉我，孩子已经完全不咳嗽了！然后问我接下来怎么办。

我告诉他们，可以喝点儿怀山药水，喝点儿陈皮泡的水，这样善后就可以了。

需要提醒您的是：这个方法针对的一定是外感之后的残余咳嗽，有的人的咳嗽是装修材料呛的，是吸烟吸出来的，这就没有效果。

另外，还有的家长很着急，孩子还在发烧，处于外感阶段呢，他就用这个方子了，然后告诉我没有效果，这是不行的。

要记住，一定是其他的外感症状基本都没有了，只剩下咳嗽了，才能用这个方子。

在我学习中医的道路上，阅读中医古籍给我打下了理论基础，而当代名老中医的经验也让我受益良多。在很多疾病领域，这些老人家都有自己的独到经验，这都是花一生的时间总结出来的，我们学来了，会大有裨益的。

第4章

外感带来的其他症状
用什么名方调理

呼吸道感染或痰多，可用复方鲜竹沥口服液；一感冒就直接喉咙痛，喝三豆乌梅白糖汤；冬季外感喉咙痛，试试中医喉科大师的丹栀射郁汤。

第4章 外感带来的其他症状用什么名方调理

1. 呼吸道感染或痰多，可用复方鲜竹沥口服液

✚ 复方鲜竹沥口服液里都有些什么药

很多患过呼吸道感染或痰多的人，都听过一个中成药——复方鲜竹沥口服液。

这个药是国家批准的方剂，很多药厂都生产，此方的成分包括鲜竹沥、鱼腥草、生半夏、生姜、枇杷叶、桔梗、薄荷油。

方中鲜竹沥的成分来自竹子。

其实，竹子的全身都是宝，竹叶可以清心火。

竹竿的青皮刮去以后，把里面白色的肉刮成丝，叫竹茹，可以清热化痰，除烦止呕，有时可用于妊娠呕吐，著名的温胆汤里就有竹茹，用于清胆经之热。

一旦竹子被竹蜂咬破，就会流出汁液，凝固以后也是一味药材，叫天竺黄，可以用于清热化痰，对于治疗儿科的惊风有很好的作用。

如果把竹子砍成一段段的，用火烧竹子的中间，那么两端的断裂处，就会流出汁液，这个汁液就是大名鼎鼎的竹沥。

竹沥是寒的，可以清热化痰，擅长清除四肢百骸的痰，效果卓著。

此外，竹沥清痰热的作用十分突出，如果用得好，那绝对是效果显著。

现代著名中医江尔逊老先生，他在四川专门治疗被医院判"死刑"的人。很多人手术后感染，咳嗽，痰声辘辘，生命垂危，通常江老用竹沥（一般用到一百克），再配合一点儿化痰的药物，很快就可以使患者转危为安。

但现在如果让我们自己去找竹沥，是很难找到的，自己烧竹子更不大可能，药店也买不到这个东西。但取而代之的是一个叫复方鲜竹沥口服液的中成药。

这个药是干什么用的呢？

这个中成药的成分，我已经提到过，它由鲜竹沥、鱼腥草、生半夏、生姜、枇杷叶、桔梗、薄荷油组成。

可以看出，这个方子中鱼腥草用于清肺热，起到解毒的功效。

生半夏是化痰的，以前很多人说生半夏有毒，但是现在医家发现，化痰还是生半夏有效，如果经过炮制，效果就不好了。

生姜在这里是反佐的，以免竹沥太寒，同时也起到温化痰涎的功效。

枇杷叶用于清肺热，有降气的作用。

桔梗是解毒排脓的，起到向上宣泄的作用。

薄荷是利咽的。

✚ 上呼吸道感染，痰很多，而且是黄色的，用复方鲜竹沥口服液

那么，什么时候用这个药呢？通常是痰很多，而且是黄色的时候。

有一次，我的一位朋友患了上呼吸道感染，准确地说是感冒没有控制住，导致了整个上呼吸道感染。他找到我，我发现他说话没多大一会儿，喉咙里就都是痰，然后他咳出来，是很浓的一大块痰，黄色的，成块。

同时，他还伴有微微发烧的情况，这是有炎症的表现。

看到他的情况之后，我觉得清热透邪是一定的，但是他的痰应该化去。

于是，我就想起了复方鲜竹沥口服液，让他去买。

接着又给他开了双花九克、蒲公英九克、连翘十二克、前胡六克、防风六克。

结果，没多大一会儿，他就给我来电话说"效果太好了"！

我听得直晕，想着不会吧，这种感染哪能这么快就见效？

询问之下才知道，他还没有熬药，因为口服液方便，回到家就

立刻打开喝了两小瓶，结果喝完大约半个小时后，他就觉得自己的痰开始明显减少。

他的痰在第二天就基本消失了，喝了中药后恢复得也很快。

这是我第一次对复方鲜竹沥口服液有印象，这个药完全出乎我的意料，起效迅速，干净利落。

后来我经常使用此药，效果总是很好。

要知道，很多老人的疾病久治不愈，和热痰都有很大关系，有时就是因为痰清不干净，才导致了病情总是很复杂，因此，很多老人都要在医院里吸痰。

而且，这个复方鲜竹沥的方子配得也确实不错，后来我就经常给症状符合之人介绍此药。

使用复方鲜竹沥口服液的临床指征是，有痰，且痰必须是黄色的。

需要注意的是此方不适合寒证，比如痰白、鼻涕清。

因此，当您遇到天气忽冷忽热，温差也大的时候，一旦发现自己有了以上情况，您也可以买来喝喝，可以减轻病情。

2. 感冒过后的急性鼻炎怎么调理

✚ 外感后的急性鼻炎有什么症状

每当天气渐渐凉了，很多朋友稍微不慎就会患上外感，经历咽喉肿痛、发烧、肌肉酸痛、打喷嚏、咳嗽等过程。然后，外邪逐渐退去，感冒的症状消失了。可是，感觉还没有完全好利索，好像还有些问题，怎么感觉不对头呢？

此时，会有这些症状：

（1）很多人会觉得鼻子堵，往往是通气成问题，鼻腔不够通畅，尤其是夜里，会堵得厉害。

（2）有鼻涕，随时产生，有的时候是黄鼻涕，多数是白色的鼻涕，或者清鼻涕，但是特点是很黏稠，不容易出来。往往在鼻腔的深处，有时会从口腔流出。有的人因此而养成了从鼻腔向外喷气的习惯，这是为了冲开鼻涕的堵塞。

（3）睡觉打鼾严重。因为鼻腔堵塞，鼻腔与咽喉连接处还有肿胀，因此睡觉时打鼾会很严重，会严重憋闷。甚至孩子都会在此时打鼾。

（4）头晕，精力不济。

（5）比平时更容易打喷嚏。

这些情况，成人会有，孩子也会有，只是孩子往往形容不清楚。长此以往，去医院检查，会发现孩子已经出现了腺样体肥大。时间长了，更会影响孩子的记忆力，进而影响学习。

此时的病因，是外感过后余邪未清，邪气潜藏在鼻腔、咽喉之处。这种状态时，往往寒热错杂，有时鼻涕有点儿黄，但是多数时候是清的、白的，性状是黏稠的。

人们在外感基本消失的时候，往往认为战斗就结束了，其实有时未必如此。这个外邪潜藏于口鼻之处的阶段非常多见，此时的鼻腔问题，也叫鼻炎，属于急性鼻炎的一种，必须专门来处理，不可当作过敏性鼻炎等问题来调理。

✚ 如何调理急性鼻炎

那么，到底该怎么调理呢？

此时的调理原则，是清除残留的外邪，而且此时往往寒热错杂，需要用散寒和清热的药物一起来调理。

我一般会建议用这样的方子：

紫苏叶三克、防风三克、荆芥三克、桔梗三克、金银花六克、黄芩六克、连翘九克、蒲公英九克、甘草六克。熬水饮用。

这个方子可以加减，舌苔厚的人，可以加鸡内金六克、法半夏六克、茯苓六克；舌体胖大有齿痕的人，可以加怀山药九克、茯苓九克。

建议您请附近的中医对此方加减。

这是一个非常简单的方子，用药也很简单，思路就是用紫苏叶、防风、荆芥散外寒，用金银花、黄芩、连翘、蒲公英清热，铲除余邪。

一般情况下，这个药熬好以后，除了饮用，可以事先留出来一些药汁。买一个氯霉素眼药水那种小塑料瓶，吸入中药汁，往鼻子里面滴一些，然后堵上鼻子，在床上来回滚一滚，让药汁分布在鼻腔里，过几分钟就可以让它流出来了。

一天这样滴鼻子三次，配合口服，效果更好。

这个方子通常不用多服，三五服就可以控制病情了。

三五服以后，可以单独滴鼻子，而不用口服了。在滴鼻子的时候，如果每服方子加入白芷三克、辛夷三克，则效果更好。

有一次聚会时，我一朋友一直在喷鼻子（鼻子和咽喉不时地发出澎的声响），我问他怎么回事儿，他说感冒过后就一直这样，患上鼻炎了。我告诉他用这个方子调理，结果他第二天就告诉我感觉基本没问题了。

其实，他的口鼻之处应该是潜藏了一点点外邪，如果放任不管，也有可能等他正气日足，最终自己清除了病邪，但也有可能会导致他日后出现鼻子和咽喉的问题——很多孩子的腺样体肥大就是这样来的。

对于成人，如果不注意，外邪潜藏时间久了，会引起慢性鼻窦炎，出现慢性炎症。这种鼻炎经常流黄鼻涕、头晕，后果更加严重。

而且，更大的问题是，您要知道五官其实是有各种管道相通的，鼻腔的邪气如果不控制，有时会引起耳朵、咽喉、眼部，甚至面部神经等问题，最常见的是引起耳朵内的炎症。

一旦形成这种复杂的格局，则最终邪气的祛除是很费力气的。所以，在最初的阶段，我们用一个小方子，帮助身体把外邪清除，是非常有益的。

➕ 几种鼻炎的对症调理方介绍

我总结一下几种鼻炎的调理方：

（1）外感后残留的急性鼻炎，用上面介绍的方子。

（2）前面的外邪没有清除干净，最终导致的流黄鼻涕的慢性鼻窦炎，可用五味石膏饮。

（3）身体正气不足、脾胃气虚导致的身体对外界变化敏感的、流清鼻涕的慢性过敏性鼻炎，可用桔梗元参汤。

针对不同鼻炎，您心中有数，则临阵自然不慌。

您一定要记住，在急性鼻炎彻底清除之后，一定要调理脾胃，增加正气，这样外邪才不容易再次来袭。否则正气不足，随着天气越来越寒冷，外邪还会再次侵袭的。

因此，最终的调理措施，一定是培补脾胃，补充正气。

3. 一感冒就直接喉咙痛，喝三豆乌梅白糖汤

✚ 一感冒就直接喉咙痛，多数是风热感冒引起的

我之前的书中总是讲风寒感冒，这种感冒，一般开始的时候就是打喷嚏、流清鼻涕，然后等到第二阶段了，开始外寒里热了，才容易咽喉肿痛、痰黄。

但是总有人问我：如果感冒一开始就咽喉红肿热痛，那该怎么办呢？

这种情况，多数是风热感冒导致的。

我在前面讲过外感的患病基础，人体本来是有自己的"防御部队"的，不让外邪进入，维持着我们与周围环境的平衡。

比如，您的口鼻之处有一百个"士兵"，而外邪有五十个，那

么，这外邪不敌"防御部队"，就会被牢牢地控制在那里，无法入侵身体。

而我们身体的经络，则像是河道，不断地用船运送新的"防御部队"，来和这些"士兵"换防。

此时，如果有任何原因引起了"河道"的阻塞，无法运送"士兵"，则边疆的"士兵"随着生老病死，会越来越少，某一天，"防御士兵"就剩下三十个了，那么，此时"敌人"是五十个，则"敌人"占据优势，就开始入侵身体啦！

这是我打的比方，事情大致就是如此，任何引起经络运行障碍的问题，都会引起外邪入侵。

这些阻碍经络运行的因素，第一是受寒——温度降低，"河道"冻住啦。第二是受热导致经络中液体流失，津液不足，相当于"河道"里没水，船都搁浅啦，自然无法运送"士兵"。第三是湿气重，"河道"里发大水啦，污浊的"水"和"淤泥"裹挟在一起，堵塞了"河道"。

其中，"河道"无水，也就是我们说的津液不足。

✚ 什么样的人容易得风热感冒

那么，到底是什么原因导致我们体内的津液流失呢？

首要原因是体内环境的不正常，这是我们要有所了解的。大致有以下几种情况：

（1）阴虚体质之人

一般阳虚之人容易感受寒邪，而阴虚之人体内有虚热，津液不足，则特别容易感受温热之邪。在这些体质中，肾精不足之人最容易受病。《黄帝内经》言"冬不藏精，春必病温"，指的就是这种情况。

（2）有肝火之人

这种人情绪不佳，肝气不舒，肝火炽热，容易使得体内处于温热的状态，最终耗伤津液。

（3）食用热性食物过多之人

我所见到的这类人，多数喜欢吃肉，导致脾胃积滞，郁积生热，因而心肺之热无法下行，肾水无法上承，这样就出现了上焦的热症。津液不足，一旦感受外感，必定先是咽喉肿痛。

这样的人，在内部条件不佳的情况下，一旦外界的温度变化，则容易感受温热之邪。

那么，外界的温度到底怎么变化，会令人体津液不足呢？

主要是在外界温度突然升高，导致人体汗液大量流失的情况下，会引起人体津液不足。

这种情况，古代最容易出现，在夏天，天气酷热，人体大量流失汗液，则津液不足。我曾经听江南的朋友讲，过去他们祖上有夏天热死的人，可以想见当时的惨状。

但是，现在我们广泛地使用空调了，所以，夏天的受寒和受热问题，比例开始大致差不多了，甚至受寒会多些。

而春秋两季则是温热之邪为患的高发期。此时昼夜温差变大，早晚很冷，人体接受了这种凉的状态。可是，中午却又暴热，如果没有及时减少衣物，则容易大汗淋漓，导致津液损失。

在冬天，我们也不要大意，有时候冬季"应寒反暖"。在持续寒冷的时候，人体适应了寒凉，然后突然升温，于是都在羽绒服里面大汗淋漓，也会导致津液损失。

您看，人体的内因和外因是结合在一起的，身体正常，平素内无积热之人，在天气突然变暖的时候，可能也没有问题。但是如果内因具备，则天气一有变化就大汗淋漓，经络运行出现障碍，外邪自然入侵。这在古代，就叫温热之邪入侵。

✚ 感受风热以后有什么症状

那么，这个时候有什么症状呢？

就是口干舌燥、眼干、心烦燥热。其中，舌质的颜色比较关键——一定是红的，舌苔要么很薄，要么无苔。大便容易干燥。还有最明显的一个特征，就是小便的量变少，颜色有些深。

这样的人，稍微受邪就咽喉红肿热痛，开始发烧。同时，这样的人在春天容易出现嘴唇干裂、嘴角生疮破裂的情况。

✚ 风热感冒初期，马上喝三豆乌梅白糖汤

那么，此时该怎么办呢？

对于普通人，在问题出现的最初阶段，我推荐您用三豆乌梅白糖汤。

这个方子的原料是黑豆一把（里面的瓤必须是绿色的，不是黄色的）、绿豆一把、黄豆一把、乌梅五颗、白糖两勺。

将上述材料放在锅里加水熬，开锅后熬两个小时，也可以放在电炖锅里面熬一夜，然后喝这个饮料。

注意，这是一天的量，当天做，当天喝掉，不要第二天接着喝。

可以当作饮料，频频服用。添加的水量，可以根据自己平时喝水量，当作饮料来做就好，其实这道汤最终的味道和豆沙饮料是一样的。

这个方子其实未入大雅之堂，也不是温病治疗中的常规用方。其中道理比较简单，就是黑豆补肾气，黄豆补脾胃，绿豆清热，同时乌梅和白糖酸甘化阴，滋生津液。

此方虽然简单，但我将其推荐给患病的朋友，居然很多人用此方退烧。有位朋友大为赞叹，说之前用了数天清热解毒的药都无效，居然被这么一个饮料很快治愈了，实在不可思议。

其实，这是帮助身体补充津液，然后自己恢复的思路，但这是在温热之邪入侵初期用的，如果到了热毒炽盛的阶段，则温病的各种清热解毒的方法也是必须用的。

在中医的温病理论里，还有另外一种，就是湿热之邪为患的，这也是温病。但是，不是"河道"里的水干涸了，而是不需要的水太多，和淤泥混杂，堵塞"河道"了。那是另外一种外感。

最重要的是不要让自己的体内总是处于津液不足的状态，这是我们更加要重视的。

4. 高温天气，嗓子肿痛怎么办

✚ 咽喉疼痛一般会伴随哪些症状

夏季暴热，气温会上到三十四五摄氏度，有的朋友就出现了咽喉疼痛的情况，如果不及时处理，病情会发展成为严重的外感。

估计您会问：罗博士，我们这个时候该怎么办呢？

先别急，我们来看看，此时会出现哪些症状呢？这种情况下的咽喉疼痛，会伴随这样的症状：口渴咽干，嘴唇干燥，小便量变少、颜色变深，甚至有的人会大便干燥，舌红苔薄，脉象细数。

此时咽喉疼痛，往往没有外寒的表现，而是直接就疼痛。然后也会引起外感，此时的外感直接就是热证，我们一般称之为温病。或者说，这种情况是温病的一个类型，这是因为干燥、津液不足导致的。

这和我以前讲过的受寒的外感不一样，受寒外感的咽喉肿痛，是开始受寒，浑身发冷，外寒侵袭体表，入里化热导致咽喉疼痛，那是受寒感冒的渠道，与本节讲的不同。

本节讲的是，天气热了，突然就咽喉疼痛的情况，这个过程中没有外寒的感觉。

✚ 到底是什么引起的咽喉疼痛呢

那么，到底是什么引起的咽喉疼痛呢？为何会有这种症状呢？

让我先来讲讲里面的道理吧，懂了道理，其他问题就迎刃而解了。

原来，我们人体有自己的防御体系，因此才能在自然界生存，外邪无处不在，但我们的防御体系可以控制它，因此我们共存。

如果有什么因素导致了气血运行障碍，就会使外邪入侵，其中最主要的原因有受寒，有津液不足，有湿气重，等等。

本节中说的这种情况，就是津液不足导致的。

那么，到底什么是津液呢？

津液，是机体一切正常水液的总称，包括各脏腑、形体、官窍的内在液体及其正常的分泌物。津液以水分为主体，含有大量营养物质，是构成人体和维持生命活动的基本物质之一。

用老百姓的话来说，津液就是我们体内被我们利用了的液体。

津与液同样来源于水谷精微，但严格地讲，也有所不同：质地较清稀，流动性较大，布散于体表皮肤、肌肉和孔窍，并能渗入血脉之内，起滋润作用的，称为津；质地较浓稠，流动性较小，灌注于骨节、脏腑、脑、髓等，起濡养作用的，称为液。

现代医学把身体里面的液体成分也分成了两大类，即水溶性物质和脂溶性物质。所以，古人其实是很有智慧的。

那么，这些津液是做什么的呢？

津液主要有滋润和濡养的功能，如润泽浅表的皮毛、肌肉，滋润深部的脏腑，充养骨髓和脑髓，润滑眼、鼻、口等孔窍，滑利关节等。

我们知道，人体的百分之七十左右是由液体构成的，其中除了血液，多数是津液。津液濡润身体，同时，它们也是很好的媒介通道，为身体运送"防御部队"。

可是，当身体里津液少了，比如夏天出大汗以后，津液不足了，就像是大运河里面的水干了，那么，通过"大运河"运送的"士兵"和"粮草"，就会停滞。

所以，素来体内有热、津液匮乏之人，一旦到了天气骤然变热的时候，汗出过多，津液更加缺乏，身体"防御部队"的循行就会出现问题。

这个时候，外邪会乘虚而入，最容易进入的地方，就是鼻腔和咽喉。因此，咽喉就开始疼痛啦。

✚ 喝乌梅白糖汤可以解决津液不足的问题

那么，此时该怎么办呢？

再次介绍一下我经常讲的乌梅白糖汤。

服用乌梅白糖汤的时候，要先观察天气，一般有三种情况，会导致津液不足：

冬天本来应该冷，结果天气突然变热了，腠理突然开泄，汗出过多。春天天气突然变热，人们减衣不及，出汗过多。夏天天气暴热，下雨少，人们感觉燥热难耐，出汗过多。

症状为咽喉疼痛，口干舌燥，舌红苔薄，脉数，内心烦躁，小便量少、颜色深（其中小便量变少很重要，说明津液不足），继而开始出现发烧等外感症状。

这种时候我建议您去药店买乌梅，每天用五个大乌梅（大人可以用到七八个）、两勺白糖，熬水，把乌梅熬烂，制作成乌梅汤，可以当作饮料来喝。

服用后，一般人小便的量都会增加、体温下降、退烧，此为对症。

有的人会问：我们在超市里面买的那种酸梅汤可以吗？说实话，我不知道超市里的是香精调的，还是真的熬的。我建议您自己熬，这样更可靠一些。

✚ 乌梅白糖汤为何有效呢

那么，这个方子为何有效呢？

这是因为中医有个理论叫"酸甘化阴"，这是一个很有意思的理论。其实水和津液不是一回事儿，水是津液的来源，但不是津液。一个津液不足的人猛喝水，也未必津液就足了，要通过身体的一些机制，让水转化为津液。

酸甘化阴就是解决这个问题的，意思是药味是酸的和甘的，在一起化合，会促进身体将水液转化为津液等属阴的物质。

古人讲的这个理论是非常深奥的，有的朋友会问，我们怎么不理解呢？其实不必完全理解，您只要知道在生活中确实好用就是了。

在中医临床中，这个思路也非常重要，有一个著名的方子叫芍药甘草汤，就是这个思路。芍药是酸的，甘草是甘的，两者在一起酸甘化阴，滋补阴津的作用非常好。

而这个乌梅白糖汤正好是酸甘在一起，自然可以促进身体滋生阴津，让人的津液得以补充，这样，"大运河"里面的水充足了，"防御部队"才可以到达指定位置。

这个方子其实是食疗的方子，更确切地说，就是一个饮料，一个叫酸梅汤的饮料。但是，在刚刚出现外感症状的时候，此汤可以立刻控制局面，效果很明显。在疾病已经发展到发烧、外感症状明显的时候，您该怎么治疗就怎么治疗，同时可以辅助喝这个饮料，会对身体的恢复起到很大的作用。

过去，一到夏天，您看那街上，人们就开始喝上酸梅汤了——我们都以为这就是一个普通的饮料，谁知道这里面有这么多道理呢？

这就是老祖宗的智慧，人家知道夏天天热，您的津液会不足，所以用喝饮料的方式，悄无声息地就帮您调理了，而且味道还好。

5. 您知道"阴暑"吗？热天才容易被寒湿伤到呢

✚ 中暑分为两种：一种是阳暑，一种是阴暑

在夏天酷热的天气里，很多人会出现一种病——阴暑。

很多人都不太明白什么是阴暑，其实阴暑就是人们为了躲避酷热，采用了很多纳凉的方法，而这种不恰当的纳凉方法会导致身体失常。

那么，什么是暑呢？

暑为热之极也。

现代医学讲的中暑，是因为外界环境特别热，导致自己体内的

液体不断流失，从而影响了身体的排热功能——因为您无法正常排汗，体温会升高，脉搏也会跳得特别快，皮肤干热，整个肌肉松软，甚至会出现昏迷或者虚脱，以及死亡的情况。

其实，这就是中暑，也就是体液流失。

处理这种中暑最重要的是要让所处环境的温度降下来，然后再补充体液，如果处理及时，身体很快就会恢复。

但古人讲的中暑，除此之外，还有湿热之邪。也就是说，天气特别热，有湿热之邪，也是中暑，其症状有上吐下泻、头晕、口渴等。

因此，古人将中暑分为两种：一种是阳暑，一种是阴暑。

湿热导致的中暑叫阳暑，前文讲的都是阳暑。

阴暑则是人们在酷热的天气里，跑到特别大的宅子或地下室里纳凉，或者喜欢喝冷饮，然后用扇子不断地扇风。

本来天气炎热，您的毛孔都张开了，如果突然寒凉来袭，寒湿就会进入您的体内，此时您就会出现一些寒湿为患的症状，古人将这种在热天得的寒证称为阴暑。

实际上这就是寒湿的症状，是因为在暑天毛孔张开，更容易出现寒湿，所以古人就很形象地称其为阴暑，包括明代医家张景岳也管它叫阴暑。

李东垣则将受热引起的身体失调叫中热，受寒引起的身体失调叫中暑。我觉得李东垣的分法不科学，而且这种说法一直没有流传。

而张景岳认为，暑证分阴阳，阴证一定要重视。因为很多人不会处理阴证，会导致出现问题。

为什么不会处理阴证呢？

因为是在热天，很多人都以为这是热证，因此，我们一定要学会识别。

✚ 为什么夏天会中阴暑

那么，到底什么情况，或者哪些习惯会导致寒湿在夏天侵袭我们呢？

(1) 露宿

有的人晚上睡觉会露宿在外边，比如我当年读大学的时候，就喜欢到宿舍的楼顶上待着，非常凉快——当年大学生宿舍没有空调，在楼顶睡觉，风一吹很舒服。

可是上半夜白天的余温还在，您觉得舒服，但下半夜温度就凉了，这时候很多人就只穿一条裤衩，光着膀子，腹部很容易受寒，从而导致上吐下泻、肚子疼等症，这就是由露宿导致的寒湿为患了。

还有的农村自己有院子，很多人夏天在院子里睡觉。

我还见过有一个小伙子在送菜的车的车斗里睡觉。

这些都叫作露宿，人们在这种情况下睡觉非常容易受寒湿侵袭。

因此，您就知道虽然看着天气很热，但实际上您会受寒的原因了吧。

（2）在阴寒潮湿之地乘凉

现在很多人在夏天就喜欢躲在房间里，开着空调吹冷风。这时候如果您去外面，毛孔会由于高温张开出汗，但一进到空调房里又十分阴寒，结果导致寒湿侵入身体，从而生病。

还有人会躲在水边乘凉，水边的湿气本来就很重，您在水边乘凉时间过长或在水边睡觉，就会导致湿气入体。

还有一些人喜欢住防空洞，尤其是在夏天的时候有的人会到防空洞里玩麻将，防空洞里很阴冷，这时候也会出现寒湿，比如一些人在防空洞待了一段时间以后，就会有风湿的情况。

因此，在阴冷之地乘凉其实也不是很好，有的人不知不觉就在那睡着了，最终导致受寒。

（3）吃寒凉的食物

夏天的时候，人们会喝冷饮，喝得透心凉，这一定会受寒的。

还有的人吃凉的食物，比如东北的冷面，有些店家的冷面里会放冰块。您在外边出汗热得不得了，这时候就想吃冰的东西，结果冰东西吃进去暂时痛快了，很快会导致脾胃受寒。

在这种情况下得的病，也叫阴暑。

（4）生活习惯所致

除了上面这些原因，还有各种各样的生活习惯导致的，比如睡眠的时候用空调或者电风扇，使用强风对着身体吹，很多人都被吹出问题了。

类似这样的习惯有很多，大家可以自己体会。

那么，这个时候感受到的寒湿和平时感受的寒湿有什么区别呢？为什么夏天特别容易生病呢？

平时身体对外面的环境变化是有所防备的，可是夏天的时候，身体最容易毛孔张开，体内也会觉得很热，觉得不需要防备寒凉。

结果在整个身体松懈的情况下，您让自己受寒，寒邪就特别容易进到身体里。

因此，阴暑这个词的命名也有它的道理，这个时候就是跟平时不一样，因为在暑天受的寒，感受的寒湿会更容易发病，而且发病更迅速。

✚ 中了阴暑，人会变成什么样子

那么，阴暑到底有什么症状呢？

阴暑的人容易患外感，有发烧后怕冷的症状，有的人会有汗，但汗不多，同时会感觉身体酸重，没有力气，整个人神情昏聩，总觉得头晕脑胀的，一点儿力气都没有；有的人是无汗，但浑身皮肤感觉很紧，冷冷地起鸡皮疙瘩，一摸会感觉皮肤很干燥。

这时候，如果您观察这类人的舌象，会发现他的舌质很淡——如果舌质红说明他体内有热——这时候他感受到了寒邪，阳气不足，所以舌质会淡。而他的舌苔往往是白色的，有时候会带点儿黄，但一般是白色的。舌苔满布舌体且厚腻，这都是阴暑导致的外感症状。

还有一些人由于受寒导致脾胃出现问题，比如腹痛腹泻、上吐下泻、浑身没力气、关节酸痛等。

✚ 中阴暑后，如何自救

那么，一旦感受到阴暑，您该怎么调节呢？

古代有各种各样的方法，比如外感症状非常明显的人，此时建议当作风寒、寒湿感冒来做处理，可以使用正柴胡饮（张景岳治疗外感风寒时用的方子）。

张景岳认为，人一旦元气不足，可以吃补中益气丸、补中益气汤，把正气给充足了，寒邪自己会散掉，所以未必一定要攻邪气。

如果脾胃被寒邪伤到了，可以用附子理中丸这样的药温阳。

但请您记住，一定要用热药。

其实，最适合的药是藿香正气丸或者藿香正气水。

藿香正气的方子里用的都是祛寒湿的中药，所以过去有人说藿香正气治疗中暑。

我们要清楚，藿香正气的方子里全是温热的药，它治疗的中暑是阴暑，治的就是寒湿。

所以当您感受寒湿的时候，脾胃受伤，上吐下泻，且伴有恶心、发烧，用藿香正气的效果会特别好。

注意，我们首先要把这种因素去掉，也就是说，在大热天里，我们要尽量避免被寒邪伤到。

寒湿之邪随处都在，夏天湿气很重，再加上吹空调、喝冷饮，身体很容易就受伤了。

一旦您中招了，如果您清楚这是由受寒而得，就不要再用凉药了。

比如发烧就应该用清热解毒的药，如果您使用凉药，则会越来越难受，且感觉肚子胀、吃东西不消化，您的阳气也会受伤。

因此，这个时候一定要用温热的药，甚至用桂枝汤都可以。

如果您胃肠系统不适比较明显，就用藿香正气。

以上这些都是治疗阴暑的方法，古人认为阳暑和阴暑两者"质犹冰炭"，就像冰和炭一样，所以您在调理前一定要搞清楚自己是阴暑还是阳暑。

同时，这也是在提醒大家，天气特别热的时候，我们也更容易被寒湿之邪伤到：第一，要好好预防，别让自己感受寒湿；第二，一旦身体出现了问题，一定要用温热的药，把寒散出去，这样身体才能逐渐恢复健康。

希望大家有了这个概念以后，能够更好地防护自己，都能健康地度过每一个夏天。

6. 冬季外感喉咙痛，试试中医喉科大师的丹栀射郁汤

✚ 咽喉肿痛有两种不同的情况，您是哪种

咽喉肿痛是冬天的常见病，一般会伴随感冒出现，有的时候没有戴围巾，领口敞开，被冷风吹到，就可能会导致咽喉肿痛。但是如果您仔细体会，就会发现，咽喉肿痛会有两种不同的情况：

一种是扁桃体发炎引起的，肿痛部位在两腮之下。这一般是细菌感染造成的，一定要用解毒的药物或者抗生素来治疗。

另一种是疼痛部位位于喉咙附近，咽唾沫的时候疼痛的感觉会更明显。这有可能是细菌感染引起的，也可能是病毒感染引起的。

这种情况，该怎么办呢？我们中医有什么好办法吗？

我要先给大家介绍一位中医大家耿鉴庭先生。

耿鉴庭先生是中医喉科大师，他出身于扬州一个六代中医世家，学有渊源，功力深厚，不但临床治疗的水平很高，还是一位文献大家。

中华人民共和国成立初期，耿鉴庭先生曾被请到北京，参与了中国中医研究院（今天的中国中医科学院）的建立。总之，耿鉴庭先生是我很佩服的人，我以前常常看他的书，从中学到了很多知识。

耿鉴庭先生在著作里，提出了"急症关下喉痹"的治疗，这种病主要表现为喉咙下疼痛，是一种急症，中医称之为"喉痹"，在古代，这个病是会死人的。耿鉴庭老先生家里就擅长治疗此病，用药后立竿见影。

那他用的是什么方法呢？

耿鉴庭老先生一点儿都不保守，他把自己家中历代的方子都公布出来了——这就是大师，心里装的是天下人的健康。

✚ 丹栀射郁汤的来历

治疗喉痹的这个方子就是丹栀射郁汤。

我先讲讲这个方子的来历。耿鉴庭老先生的六世祖生活在山东东阿，他原来不是医生，是位养花的花匠。当地有位老中医，总来找他买牡丹花、栀子花和射干，于是两人就处成了特别好的朋友。

后来，老中医就把丹栀射郁汤这个方子告诉了他。他跟着老中医认真学习了很久，终于掌握了治疗喉症的诀窍。再后来他来到扬州，开始行医，并扬名万里。

这个方子一直传到了耿鉴庭先生的手中。耿鉴庭先生说，他家六代行医，这个方子从来没有无效的时候。

耿老说"急症关下喉痹"应该就是急性咽炎一类的疾病，冬季吹冷风后，很容易患此病。

1975 年，当时北京建筑医院学习到了耿鉴庭先生的经验。工人冬季施工，总是患此病，于是他们就用这个方子给工人治疗。一共为六十六位患者进行治疗，效果都非常好。

我读书时，在耿鉴庭老先生的书中看到了这个方子。后来我发现这个方子不仅对咽炎有效，对感冒引起的咽喉肿痛也非常有效。

➕ 如何使用丹栀射郁汤

那这个方子中都有哪些药物呢?

根据耿老的理论，这种咽喉附近的肿痛，是因为"一阴一阳结而起"，也就是阴阳之气上下不通，寒热互结于咽喉导致的。所以，需要行气散结的同时，配合一些清热的药物。

方子的具体组成是：牡丹花瓣六克、栀子花九克、射干九克、郁金九克、枇杷叶九克、生甘草三克、赤茯苓九克。

但我们很难找到牡丹花瓣和栀子花，所以我常用牡丹皮和生栀子来代替。

这个方子的用药非常简单，主要是清肝胆之热的丹皮，清三焦之热的栀子。郁金是用来行气散结的，在方中也发挥着很大的作用。枇杷叶用来降肺气。赤茯苓导心火从小便而出。

这个方子没有用大量的清热解毒药物，而是清降心肝肺之火，同时行气解郁，使得气机通畅，症状解除。

我在临证中体会到，对于喉证，一般患者服用一服药即可见效，两服药基本就可完全恢复。

我有位朋友患了感冒，到医院诊断是甲流，后来他的妻子也病了，总是低烧不退，于是我就去他们家。去了以后，我发现他妻子除了感冒的症状外，还有咽喉肿痛的问题。

于是，我就在治疗感冒的方子里，加入了牡丹皮六克、生栀子九克、射干九克、郁金九克，让他们按照此方抓两服药。

第二天早晨，我朋友就打电话告诉我他妻子的烧退了，喉咙也不那么痛了。

第三天，他妻子的病就基本痊愈了。

所以，大家在患外感后如果出现咽喉肿痛的症状，可以建议当地的医生在方中加入牡丹皮、生栀子、射干、郁金这四味药。如果对证，一般两服药，就会见效。

需要注意的是，任何药物一定要在医生的指导下使用，此方孕妇不宜服用。

图书在版编目（CIP）数据

家庭抗外感指南：不易感，不侵邪，不招毒 / 罗大伦著 . -- 南昌：江西科学技术出版社，2020.4

ISBN 978-7-5390-7218-0

Ⅰ . ①家… Ⅱ . ①罗… Ⅲ . ①外感病 - 中医疗法 - 指南 Ⅳ . ① R254-62

中国版本图书馆 CIP 数据核字 (2020) 第 033766 号

国际互联网（Internet）地址：http://www.jxkjcbs.com

选题序号：ZK2020002　　图书代码：B20021-101

监　制 / 黄　利　万　夏
项目策划 / 设计制作 / 紫图图书 ZITO®
责任编辑 / 魏栋伟
特约编辑 / 马　松　车　璐　李　婧　张美可　卢燕强
营销支持 / 曹莉丽

家庭抗外感指南：不易感，不侵邪，不招毒　　　　罗大伦 / 著

出版发行　江西科学技术出版社
社　　址　南昌市蓼洲街 2 号附 1 号　邮编 330009
　　　　　电话：(0791) 86623491　86639342（传真）
印　　刷　嘉业印刷（天津）有限公司
经　　销　各地新华书店
开　　本　710 毫米 ×1000 毫米　1/16
印　　张　15
字　　数　160 千字
版　　次　2020 年 4 月第 1 版　2020 年 4 月第 1 次印刷
书　　号　ISBN 978-7-5390-7218-0
定　　价　59.90 元

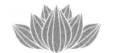